JN029975

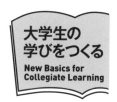
大学生の
学びをつくる
New Basics for
Collegiate Learning

生命の倫理学

三崎和志・小椋宗一郎・林千章・
南孝典・府川純一郎・片山善博
著

大月書店

はじめに

　生命倫理の諸問題は，医療系の課程の学生だけでなく，現代に必須の新し
い教養の一部だといえる。職業として医療に携わらなくとも，大多数の人が
個人として，現在でなくとも遅かれ早かれ，自分でなくとも家族の誰かが，
何らかのかたちで直面し，悩むことになる。本のなかだけの知識，教室のな
かだけの議論に終わることはない。

　なぜ，そうなったのだろう？

　それは医療技術と生命科学が発達したためだ。医療技術の発達によって，
私たちの受けられる医療の質と選択肢は飛躍的に向上した。この，それ自体
としては喜ばしい出来事は，私たちに新たな問題を突きつけることにもなっ
た。従来の倫理では考える必要のなかった想定外の事態が技術的に可能にな
り，その是非を考えなくてはならなくなったのだ。

　現代の科学技術は，高度に発展・分化している。その詳細を理解している
のは各分野の専門家たちである。しかし，専門家は開発した技術が社会にも
たらす影響全体をみとおしているわけではない。新たな技術が社会のなかで
善いものとして機能するためには，技術が使われる社会的文脈，そこにはた
らくさまざまな要素を考慮しなくてならない。

　アメリカでは，プロザックをはじめとする選択的セロトニン取り込み阻害
薬（SSRI）というタイプの抗うつ薬が過去30年で広く普及した。抗うつ薬の
使用は増えつづけ，アメリカ人の10人にひとりが服用しているが，うつ病の
入院患者は減っていない。また，新世代の抗精神病薬を50万人の子どもが服
用している。そういう薬は低所得層の子どもに，個人の保険に加入している
子どもの4倍処方されており，虐待，ネグレクトを受けた子どもを従順にさ
せるために使われることが多い。薬を服用することで攻撃性は弱まり扱いや
すくなるが，モチベーション，遊び，好奇心など成長に必要な資質が抑制さ
れ，病的肥満となり糖尿病を発症する危険もある[1]。この問題は，薬を開発し

た科学者だけに任せて解決できるような質のものではないだろう。

　医療技術のあり方については，法律や省庁の指針，学会のガイドラインなどで公的な規制がかけられてはいる。とはいえ，そういう規制の枠内で，どういう治療法を選ぶかは個人の判断にゆだねられている。個人の判断が積み重なると，「ふつうはこちらを選ぶ」といった社会的スタンダードができあがり，個人の判断がそれに影響を受けるという循環的な構造ができる。多くの人が選ぶから，という理由に流され，不本意な決断をしないためには，自分なりに判断の軸をもっていなくてはならない。

　生命倫理が現代に必須の新しい教養だというのは，そういう意味だ。そして，各人が自分なりの熟慮にもとづいた判断をすることで，社会的スタンダードの質も向上していくだろう。

　本書は，生命倫理の諸問題について，各人が自分なりに善し悪しを見きわめるための幅広い視点をもってもらうことをめざした。生命倫理の議論には，抽象的で単純な原則にもとづいて，問題となる事態を裁断するやり方もある。そういう方法にも判断の筋道を明確にするという意味はある。しかし個人が判断を下すのは特定の具体的状況である。その際には現実の複雑な諸要素を意識せざるをえない。医療技術が使われる現実の社会の文脈や歴史など，広い視野から生命倫理の問題を考えることが，実際の判断の際にバランスのとれた結論にたどりつく助けになることを願う。

　本書は2部構成をとっている。「第Ⅰ部　知る・つかむ」の四つの章では，生命倫理で争点となっている問題について，まず基本的な事柄を理解してもらうことに重点をおいた。「第Ⅱ部　深める・広げる」では，生命にかかわる倫理をより深く考えてもらうためにより原理的で哲学的といえる考察，そして歴史的な広がりを意識した考察をおこなっている。また，最後の章では死生学を取り上げた。生命が永遠ではない以上，死について考えることは生

1）ベッセル・ヴァン・デア・コーク『身体はトラウマを記録する——脳・心・体のつながりと回復のための手法』柴田裕之訳，紀伊国屋書店，2016。

きることの一部である。

　各章末の「考えてみよう」には，その章でのポイントの理解，発展的な視野，問題を自分に引きつけて考えるためのヒントなどを配した。自分なりに問題を考える助けにしてもらいたい。

　文献注については，依拠した情報を明記することと簡潔さ，読みやすさのバランスを考え，章ごとに初出の場合のみにとどめ，以後，同じ文献から引用した際には省いた。

　本書を完成するまでに数年を要した。何度も集まって議論したが，研究会開催にあたり東京慈恵会医科大学の学外研究費補助を受けた。記して感謝申し上げる。

2023年1月

三崎和志

第Ⅱ部　深める・広げる

第Ⅰ部
知る・つかむ

第 1 章

妊娠中絶と出生前・着床前診断

　本章では，人間の生命の始まりについて考える。

　精子と卵子が融合して生まれるヒトの生命は，どのように成長してゆくのか。その際，ヒト胚や胎児は，どう扱われるべきなのか。胎児を宿した女性をとりまく家族や社会の状況が，新しい人間の生命に，どのような影響を及ぼすのか。本章では，まず人間の生命の生物学的な始まりについて概観し，人工妊娠中絶というテーマを取り上げたい（第1節）。次に障害者に対して強制的に不妊手術をすることが認められていた優生保護法の問題について考えたい（第2節）。

　また近年，子どもをもとうとするカップルには，出生前診断をめぐる問題が，いやおうなく突きつけられるようになってきた（第3節）。胎児の検査をするかどうかの決断を暗に迫られる。検査を受け，「おなかの子に障害がある可能性があります」と告げられた場合，ほとんどの人は激しい苦悩にさいなまれる。第4節で取り上げる着床前診断は，妊娠する前のヒト胚の遺伝的素質について調べ，子宮に入れる胚の選別を可能にする技術である。これらの医療技術の発展は，産み育てるという経験を根本的に変えているといってよい。

1. 妊娠中絶

　「人工妊娠中絶とは，胎児が，母体外において，生命を保続することのできない時期に，人工的に，胎児及びその附属物を母体外に排出することをいう」（母体保護法第2条）。具体的には，妊娠初期の場合は器具で掻き出したりポン

プで吸引したりして胎児組織を体外に排出する。妊娠中期以降は，麻酔剤や塩化カリウムなどを注射して心停止させ，陣痛促進剤を用いて娩出させる。法律用語では「堕胎（だたい）」ともいう。このほか，妊娠9週目までに妊娠中絶薬を用いる方法もあるが，日本では未承認であるため使用することができない（2021年12月に承認申請されたが，2022年9月現在未決定）。

　妊娠中絶を認めるべきか否かに関する議論は国や文化によってさまざまだが，さしあたり胎児に関する論点と，妊娠した女性に関する論点に分けることができる。本節では，まず胚または胎児の発達段階に応じて，論点を整理しよう。

胎児の発達と妊娠中絶

　人間の生命の始まりは，精子と卵子が結合して生まれた受精卵である。精子と卵子は，互いに結合すれば一個の人間になる可能性をもっているが，それぞれは切った髪の毛や抜けた歯と同じように，もとの人のものである。これに対して受精卵は，子宮に着床し，母胎から栄養や酸素などを受け取ることによって，新しい人間として自ら成長してゆく。そのためのプログラムは，受精の瞬間に定まったゲノム構成によって準備されている。したがってカトリック教会などは，受精卵はすでにひとりの「人」（倫理学用語では「人格」）であり，妊娠中絶は道徳的に殺人と同じであると主張する。もしあなたが生まれる前の胚だったときの超音波画像を指して，「これは私だ」というとすれば，あなたは，その胚と現在の自分とのあいだに，存在の連続性を示している。もしその胚が廃棄されていたとしたら，現在のあなたはない。細胞や身体を構成する物質はすべて入れ替わっているが，生命個体としては同一なのである。この意味で，受精卵から現在の自分には連続した存在の同一性（アイデンティティ）があり，どこかの時点で決定的な区切りを設けることはできないと主張される。

　これに対して，胚または胎児は，その発達段階によって保護すべき度合いが異なると考える立場もある（妊娠8週以前は「胚（ヒト胚）」，それ以降は「胎児」と呼ばれる）。受精卵はたしかに一個の生命体だが，母胎に着床しなければそれ以上成長することはない。一定の時期まではひとつの胚から双子や三つ子

などが生まれる可能性があるので,「個体」とは呼べないとする論者もいる。着床後の胚または胎児は,自分で成長するためのプログラムをもつとはいえ,それに必要な栄養や酸素,免疫抗体やホルモンに至るまで,ほぼ完全に母胎に依存しており,その点では個体として独立に生きている生物とは異なる。心臓や肝臓,神経系や肢体などがしだいに発達してゆき,母胎への依存が少なくなるにしたがって,保護の必要性が増してゆくという主張もある。

受精後,ヒト胚は12〜36時間ごとに細胞分裂を繰り返す。受精後6日め以降,百数十個ほどの細胞からなる胚盤胞（はいばんほう）が子宮内膜に着床する。

ヒト胚の発達段階のなかで,受精後15日目という時期が焦点となる。つわりなどの兆候や妊娠検査薬の反応などが表れる前なので,まだ妊娠中絶が問題となる前の段階である。しかし,人工的に作成したヒト胚の研究利用に関しては,これを重要な区切りとみなすかどうかで意見が分かれる。受精後15日めに原始線条という溝（みぞ）ができ,そのくぼみが内部へと入り込んでゆくことで,のちに内胚葉・中胚葉・外胚葉という区別ができる。それまでは無差別な細胞の塊（かたまり）だったが,その時点からは,頭とおしりの位置関係や,それぞれの細胞がどの臓器になるかが決まってくる。

この変化を重視する考えからは,組織が分化しはじめる受精後15日めよりも前ならば,実験に用いてもよいという立場が導き出される。この種の議論は,1984年にイギリスの「ウォーノック委員会」によって示されて以来,初期のヒト胚研究を正当化するために世界中で用いられている。

さまざまな細胞に分化させることができ,再生医療への利用が期待されるES細胞（胚性幹細胞）をつくるには,胚盤胞と呼ばれる初期の胚から細胞を取り出して培養する必要がある。このとき,もとの胚は壊されてしまい,操作された細胞を利用することになる。そのためカトリック教会などは,「人間の尊厳に対する犯罪」として強く非難している。これに対し,同じく再生医療への応用が期待されるiPS細胞は,皮膚細胞などに遺伝子を導入してつくられるため,ヒト胚を壊す必要がない。iPS細胞に「倫理的問題が少ない」とされるのは,このためである。

さて,妊娠第5週に入ると,市販の妊娠検査薬で確認できるようになる。

まだ5mmほどの胚には爬虫類のような尾があり，顔にあたる部分も入り組んだ凹凸のようにしか見えない。おなかのあたりに心臓が隆起し，拍動を始める。

第7週，1cmほどの胚には，水かきのある手足ができはじめる。妊娠8週，「胎児」と呼ばれるころには，尾も短くなり，指のあいだの細胞が自ら死滅して指の形ができてくる。第10週，イチゴぐらいの大きさになると，重要な器官と体の形づくりはほとんど完了する。

胎児がスモモぐらいの大きさになる第14週には，妊娠中期に入り，妊娠中絶の方法が吸引や掻把から分娩のような方法へと移る。個人差も大きいが，おおよそこの時期までは女性のおなかの大きさもあまり目立たない。女性本人は，吐き気や体の変化を感じ，妊娠検査薬などで妊娠の事実を知っていることが多いが，本人が告げないかぎり，周囲の人が妊娠の事実を明らかに知ることは困難である。

早い人では第16週ごろ胎動を感じる。第20週にはほとんどの妊婦が胎児の動きを感じている。

妊娠第22週には，胎児が「独立生存可能性」をもつとされる。個体差はあるが，おおよそこの時期からは，胎児を母胎の外に出しても，保育器のなかで生きられるようになるという。日本など多くの国で，この時期以降の妊娠中絶は禁止される。もっとも，独立して生存できるとされる時期は，1975年までは妊娠第28週，1990年までは第24週とされていた。このように，いつから母胎から独立して生きられるかは，未熟児の生命を保つ医療技術の発達に応じて変化する。

現代のほとんどの国・社会では，人間は出産によってはじめて法律上の「人」とみなされる。少なくとも体の一部が母体の外に出た赤ちゃんを殺すと，殺人罪に問われることになる。

以上みてきたように，人間の生命については，受精から生まれるまでの発達段階により，保護されるべきか否かの線引きをめぐる考え方の違いがある。一方にはカトリック教会のように，受精の瞬間から絶対的に保護すべきとする立場があり，他方には，第5章で扱う「パーソン論」のように，生ま

米国における妊娠中絶問題

　米国では，1860年代以降，各州の法律によって妊娠中絶が厳しく禁じられていた。そのため望まない妊娠をした女性たちは，取り締まりや闇堕胎による健康被害などに苦しんでいた。1960年代，フェミニストたちが堕胎罪の撤廃を求めて立ち上がり，それ以降，激しい対立が続いている。

　1973年，ロウ対ウェイド判決によって，妊娠初期における中絶の決定は女性の「プライバシー権」に属するとされ，また母体の健康以外の理由で妊娠中期までの中絶を州が規制することはできないとされたため，それまで厳しく規制されてきた状況が一変した。しかし，プロライフ（「……に賛成する（pro）」＋「生命（life）」）と呼ばれる中絶反対派と，女性の選択権を擁護するプロチョイス派とのあいだで，対立抗争はむしろ激化した。1980年代，反対派のうち過激な分子は，中絶をおこなうクリニックの占拠や爆破，また中絶をおこなう医師の殺害事件などを頻繁に起こした。これに対抗するフェミニストたちは，中絶の決定は女性の自己決定権に属すると主張し，リベラル派もこれを支持した。

　このような経緯から，アメリカ大統領選のたびに妊娠中絶への賛否が大きな争点となる。中絶反対派のトランプ前大統領の影響下で，いくつかの州ではふたたび規制強化や厳罰化の法律が成立し，連邦最高裁では交代する3名の判事にすべて保守派が指名された。その結果，2022年6月24日，連邦最高裁は，州による妊娠15週以降の中絶の禁止や制限を容認する判決を下した。約半数の州で規制強化が予定されており，両派の溝は深まるばかりである（2022年8月現在）。

〈参考文献〉
荻野美穂『中絶論争とアメリカ社会――身体をめぐる戦争』岩波書店，2001年

れてから一定の時期の新生児まで，人としての価値を認めない立場もある。その中間には，受精卵の段階から何らかの保護の必要性は認めるが，その程度は胚または胎児の発達段階に応じてだんだんと高まってゆくとする立場がある。

妊娠中絶に関する日本の法制度とフェミニズム

　望まない妊娠に直面した女性たちが中絶を決断する理由はさまざまである。児童・生徒の妊娠，別れたい相手との児，婚姻外の妊娠，強姦されて妊娠した場合，暴力をふるう夫と別居したとたんにわかった妊娠，不安定な雇用のもとで良好な子育て環境を望めない状況など，それぞれの場合に応じてすべて異なった事情がある。同じような状況であっても，ある人は「産める」と思うが，別の人は「産めない」と感じることもある。なぜなら，その決断にそれぞれの女性の人生（life）が懸（かか）っているからである。胎児の生命（life）とのあいだに解決不可能な葛藤が生じたとき，その結果が中絶の決断となって表れることがある。

　妊娠中絶が容認される条件についての論争は，日本では刑法堕胎罪と旧優生保護法をめぐって展開されてきた。以下，その歴史をたどってみよう。

　江戸時代，儒学者や国学者らは，国を富ませるために，間引き・中絶を禁止して人口増加をはかるべきだと主張した。米国の日本学者ウィリアム・R. ラフルーアは，これらの主張に「多殖主義（フィカンディズム）」の名を与えている。イザナギとイザナミの建国神話や八百万（やおよろず）の神々の恵みが引き合いに出され，民衆は多くの子をもうけ国を繁栄させるべきであるとされた。「間引き」や堕胎は神々に対する罪であり，祟（たた）りとなって身に降りかかるという。こうした主張は，人口増加による税収増をもくろむ各藩に歓迎され，たびたび堕胎や間引きの禁止令が出された。しかし凶作のたびに餓死の危険に身をさらした民衆のあいだでは，禁令に反して間引きや堕胎がおこなわれていた。比較的富裕な層でも，家の維持などさまざまな理由で堕胎がなされていた。[1]

---

1) ウィリアム・R. ラフルーア『水子——〈中絶〉をめぐる日本文化の底流』森下直貴・遠藤幸英・清水邦彦・塚原久美訳，青木書店，2006 年。

明治期には刑法に堕胎罪がもうけられ，取り締まりが強化された。出生後の殺害は殺人罪に問われ，「間引き」は厳罰の対象となった。交番の設置や「隣組」の制度も統制強化に貢献したとされる。しかし，産婆や按摩師などがもっていた堕胎の技術（たとえばツワブキの茎やホオズキの根を子宮に差し込む）は，民間に広く行き渡っており，多くを検挙するにはほど遠い状況があった。大正・昭和初期ごろ，伝統的手法に代わって，医師によって近代的な医療技術を用いた中絶がおこなわれるようになり，旧来の技法はすたれていった。

　1940年には，ナチスの優生政策を手本とした国民優生法が制定された。「本法は悪質なる遺伝性疾患の素質を有する者の増加を防遏する〔防ぐ〕と共に健全なる素質を有する者の増加を図り以て国民素質の向上を期することを目的とす」（第1条）。つまり一方で遺伝性の疾患をもつとみなされた人に不妊手術を施し，他方で「健全なる素質」をもつとみなされた女性への中絶処置を規制することで，国民の「質」を高めようというのである。ただしこの時期，不妊手術に関しては「天皇を中心とした家族国家主義や多産奨励に反する」などの意見が出され，あまり実施されなかった。他方，それまで医師の裁量に任されていた医学的理由による中絶手術までも厳しく監視されるようになった。結核などで弱っている女性への中絶処置を，医師がためらったために死亡する例も出てきた。[2]

　アジア太平洋戦争へと突き進んだ1941年には，「産めよ殖やせよ」のスローガンで報じられた「人口政策確立要綱」が閣議決定された。「昭和35〔1960〕年〔内地〕総人口一億」が目標とされ，そのために結婚年齢を当時より〔女性平均24歳〕3年引き下げ，一夫婦あたり5人の子どもをもつべきとされた。国や民間団体の「優生結婚相談所」がもうけられ，健康で優秀な子どもを多く産むための結婚が奨励された。農村部では未婚者のリストが作成され，かなり強引な斡旋もおこなわれたようである。10人以上の健康な子どものいる多子家族を表彰する制度により，1万件以上の家族に賞状や記念品が贈られ

2）米本昌平・松原洋子・橳島次郎・市野川容孝『優生学と人間社会——生命科学の世紀はどこへ向かうのか』講談社現代新書，2000年。

た。また女学校などでは「母性の国家的使命を認識せしめ〔……〕健全なる母性の育成に努むる」こと、「避妊、堕胎等の人為的産児制限を禁止」することが訓示された。ところが、こうした政策よりも男性たちの出征や戦災の影響がまさり、出生率は1943年までは横ばい、44〜45年には25％低下した。

　人口の爆発的な増大が起こったのは、皮肉なことに1945年の敗戦の後である。戦争で焼け野原となった日本には住宅も食糧も絶対的に不足していた。それでも戦場や旧植民地から男たちが戻ってくると、ベビーブームが巻き起こった。子捨て、餓死、闇中絶による女性の死亡などが社会問題となり、人口抑制が緊急の課題とみなされるようになった。たとえば進駐軍相手の売春や、強姦されて妊娠した女性などが、助産師や産婦人科医ばかりでなく、ワラにもすがる気持ちでマッサージ師や獣医にまで堕胎を依頼し、大出血や腹膜炎で死亡することもあったという[3]。

　1948年には**優生保護法**が制定され、49年と52年の改定によって妊娠中絶の要件が大幅に緩和された。都道府県の医師会が指定する医師が、本人および配偶者の同意のもとで、強姦などによる妊娠、優生学的理由（次節参照）、または次の条件に合致することを確認すれば、人工妊娠中絶をおこなうことができるとされた。

　　　妊娠の継続又は分娩が身体的又は経済的理由により母体の健康を著しく
　　　害するおそれのあるもの（旧優生保護法第14条4項＝母体保護法同条1項）。

　文字通りにとれば、妊娠を続けたり出産したりすることが「母体の健康」に対して大きなリスクになる場合に、中絶が認められる。たとえば、結核で体が弱っている女性が妊娠継続・出産すれば、母子ともに命が危ないといった場合である。また「経済的理由」によって妊娠中絶を認める規定は、**経済条項**と呼ばれる。食糧難により深刻な栄養失調に陥った女性が妊娠・出産すれば、死亡や重い後遺症のリスクが高い。戦争の後の破滅的な状況のなかで

---

3) 荻野美穂『「家族計画」への道——近代日本の生殖をめぐる政治』岩波書店、2008 年。

は，これにあてはまるケースは決してめずらしくなかった。もっとも，あてはまるかどうかの判断は中絶処置をおこなう医師にゆだねられ，適法性がチェックされることもなかったので，経済条項は現在に至るまで，ほぼ無制限に拡大解釈されてきた。1953年には届け出られた中絶の件数だけで100万件を超えたが，実数はその２倍にのぼったともいわれている。

　高度成長期を迎え，生活水準が向上するにつれて，「母体の健康を著しく害する」ほどの貧困がまだ日本に存在するのか，という非難の声があがるようになった。国際会議では，日本の出生率の抑制は計画や避妊によるのではなく，妊娠中絶によるものだと指摘された。諸外国から日本が「中絶天国」とみなされるような状況を変えるため，経済条項を削除すべきだと強く主張された。1972年，中絶に反対する宗教団体や保守系議員らの後押しにより，優生保護法改正案が提出された。

　他方，女性の解放を求める「ウーマンリブ」と呼ばれる運動が当時盛り上がりをみせており，経済条項の削除に反対する運動が展開された。彼女らは「産む産まないは女が決める」をスローガンに，集会やデモ，署名活動，厚生省前での座り込みなどをおこなった。コラムで触れた米国のプロチョイスと同様，女性は中絶を決定する権利をもつと主張されたが，独自の議論展開もみられた。運動の内部で，中絶を女性の「権利」とすることへの違和感が語られたのである。つまり，女性が中絶を選択する自由は認められなければならないが，胎児もまた人間の生命であり，中絶がそれを殺すことであるのは否定できないという。運動家の田中美津は次のように書いている。「あぁそうだよ，殺人者だよと，切りきざまれる胎児を凝視する中で，それを女にさせる社会に今こそ退路を断って迫りたい」。田中は，女に中絶させる「社会のカラクリ」として，「生産性の論理」がはたらいていると述べる。上述のように，戦時中には兵力増強のため出産が奨励され中絶が禁止されたが，戦後は過剰人口を抑制する手段として中絶が許容された。高度経済成長期，男は企業でモーレツに働き，女はその労働を支えるための家事労働に押し込められた。田中によれば，中絶に反対する人びとは，中絶する女性たちを批判して，「子を堕ろしておきながら車を買ったり，遊興費を派手に使ったり

すると憤慨なさる」。しかし、「子供の命よりか、車の生産量を重視するこの世の価値観が、その女の中に反映しているだけの話で、女が残酷なのではなく、この世が残酷なだけだ」。子どもを産む／産まないの決断は女性の主体的選択によるべきであるが、産みたくないと思わせるような価値観や、産みたくても産めない社会状況が存在する。そのため彼女らは「産める社会を！産みたい社会を！」をスローガンとして掲げた。[4]

またこの改正法案には、胎児条項の追加が盛り込まれていた。胎児条項とは、出生前診断によって胎児に障害があるとわかった場合、それを理由として妊娠中絶を認める規定のことである。これに対して猛然と反旗をひるがえしたのが、脳性マヒ者の団体「青い芝の会」などによる障害者運動である。障害があることを理由として胎児を殺すことが正当化されるのなら、障害をもって生まれ育った自分たちが抹殺されることも正しいとされかねない。中絶は女の権利だとフェミニストたちはいうが、出生前診断で障害がわかった胎児を選別する権利は断じて認められない、と彼らは主張した。

女性団体と障害者団体は共に改正法案に反対したが、胎児条項をめぐっては互いに対立した。もっとも、田中美津が中絶は女の「権利」だといってすむのかと問いかけたように、胎児の生命の価値を認める視点や、差別や排除を批判する姿勢は、女性運動にも障害者運動にも共通している。この後、両者の対話や、障害をもつ女性たちの発言も加わり、議論が展開された。

このような反対に遭い、改正案は廃案に追い込まれた。1982年にも国会でふたたび経済条項の削除が議論され、そのための署名活動がなされるなど改正に向けた動きがあったが、それを上回る反対署名や女性団体等の抗議によって、改正案の提出は見送られた。それ以降、妊娠中絶をめぐる立場の対立は、日本社会において表面化することはほとんどない。しかし意見対立そのものは現在に至るまで存続し、女性差別や少子化、出生前診断など、さまざまな議論において重要な論点でありつづけている。

4）田中美津『いのちの女たちへ──とり乱しウーマン・リブ論』河出文庫、1992 年（原著 1972 年）。

中絶における女性の自己決定権

　人は生まれながらにして自由であり，その権利において平等であるという人権の理念は，誰もが自分がどのように生きるかを自分で決める権利，すなわち人生についての自己決定権をもっていると言い換えることができる。しかし，女性の生殖機能は，女性をこの権利の主体とするにあたって本来的な矛盾を内包させている。妊娠している女性にとって，胎児という生命はどのような存在なのか？　胎児は女性の〈自己〉に含まれるのか，それとも〈他者〉なのだろうか？

　妊娠を望んでいなかった女性にとって妊娠を人為的に終わらせる人工妊娠中絶は，自分の身体の内部でひとつの細胞がいわば勝手に増殖を始めたという不本意な異変からの回復という面がある。中絶とは「罠にかかった動物が自分の足を嚙み切って逃げるようなもの」と表現した女性がいる。「罠」に落ちた自分の不運への嘆きや後悔，「自分の足を嚙み切る」痛みや哀しみに，もとの身体に戻って自分の人生の歩みを再開できるとの安堵感が入り混じっても不思議はないだろう。この場合，受精し，子宮に着床して分割を続ける細胞の塊は〈自己〉の一部だと当の女性は思っている――中絶の自己決定権の主張は，一種の理屈としてではあれ，このような見方にもとづいている。

　一方，待ち望んでいた妊娠，あるいは妊娠を受け入れた後で出生前検査／診断を受けた結果，胎児の障害が判明して中絶という選択を考える場合はどうだろうか。もちろん当の女性も未来の父親たる男性も悩むだろう。この子にはどんな人生が待ち受けているのか，はたして幸せになれるのだろうか，自分たちはちゃんと育てられるか……。このとき，女性のおなかのなかの胎児はすでに子ども，つまり〈自己〉ではなく，我が子ではあれひとりの〈他者〉と眼差されているといえるのではないだろうか。

胎児の障害を理由とする中絶が倫理的に問題があるとされるのは，およそ誰にも〈他者〉の生命を奪う権利はないからだ。

　では，先にあげた望まない妊娠をした女性が中絶をするのは，〈自己〉の一部を取り除くことと考えれば，問題がないことになるのだろうか？

　中絶をめぐっては，いまだ生まれていない胎児にも尊厳もあれば生きる権利もあり，それは胎児を孕んでいる女性の権利と対立するという構図で議論されてきた。望まない妊娠をしたというのなら，そもそもその女性はセックスをすべきではなかったのだ（男性が彼女とセックスをすべきではなかったといわれることはないが），無垢な胎児の生命を奪うなんて，自己中心的で不道徳な女性だ（妊娠が強姦によるもので，女性の無垢が証明されれば別だが）などと，あたかも女性には人生の一大事を決める能力も主体性もないかのように非難されてきた。だが，胎児に障害があるとわかれば，一転して胎児が未来の母親に大変な負担と苦悩をもたらし，犠牲を強いる存在とみなされる。いずれにしても妊娠している女性と胎児を分離したうえで，当事者である女性でも胎児でもなく，無関係の第三者がみている構図である。

　これに対して女性たちが中絶における自己決定権を訴えてきた根底には，女性の身体に孕まれた存在が「私」という〈自己〉なのか，それとも「私ではない」〈他者〉なのか，〈他者〉だとすればいつから〈他者〉になるのか，それを決められるのは当の女性なのだという考えがある。

　当然のことながら，どんな女性も多かれ少なかれ第三者の視点を自らの内面に共有しているし，周囲の人びととの関係性によって揺れ動くこともありうる。障害をもって生まれてくる子が実際にどんな可能性をもっているか，社会がどのようなサポートの体制を用意しているか，そうした情報によって左右される部分も大きいだろう。むしろ悲観的な思い込みがときほぐされていくようなかたちで情報が提供され，究極的にはどの子の誕生も歓迎される社会をめざしていくという合意が人びとのあいだに形成されるのが望ましい。

　けれども，最終的に決めるのは当の女性である。彼女にしか決められないことであり，彼女しか決めてはならないことでもある。そしてその決断

の正否は第三者が判断すべきではないし，ましてや国家や宗教勢力，たとえ障害者団体だとて，その決断に介入してはならない。自らが下した決断が正しかったかどうかは，当の女性がその後の生涯をかけて答えを出していくことなのだ。そのような意味において女性は倫理的に自律した主体なのである。

〈参考文献〉
立岩真也『私的所有論』勁草書房，1997年。
スーザン・シャーウィン『もう患者でいるのはよそう——フェミニスト倫理とヘルスケア』岡田雅勝・服部健司・松岡悦子訳，勁草書房，1998年。
塚原久美『中絶技術とリプロダクティヴ・ライツ——フェミニスト倫理の視点から』勁草書房，2014年。

（林　千章）

今，経済条項について考える

　公式統計によると，2018年に日本では14万1433件の妊娠中絶がおこなわれた。年齢別では20〜24歳の層がもっとも多く３万5434件で，この年齢層の女性1000人当たり12.2人の割合となっている。

　問題となってきた経済条項について，今，どのように考えるべきなのだろうか。少なくとも次の４点を考慮する必要があるだろう。

　第１に，胎児の生命の価値という問題があげられる。第５章で述べる「人間の尊厳」という原理に従うなら，人間は，育てるお金があるとかないといった次元を超えた，高い価値をもっている。たしかに胎児にはまだ認識や思考の能力がない。しかし，「人間の」尊厳は，その存在が「人間」であるかどうかだけにかかわり，現にいろいろな能力を示すかどうかにはかかわらない。だから原理的には，経済的理由で中絶が認められるべきでないと考えられる。

　ところが第２に，妊娠した女性の権利も考慮されなければならない。胎児の生命の価値を絶対視して，「どうしても産めない」と考える女性にまで出

「青い芝の会」と日本の障害者運動

　横塚晃一は，日本の障害理論に貴重な財産を残した人物である。彼が生後10か月のとき，1週間続いた高熱がもとで，脳性麻痺の後遺症が残った。のちに脳性麻痺者の団体である「青い芝の会」の会長を務め，著書『母よ！殺すな』（1975年）を著した。

　著書の題名は，1970年に起きた障害児殺害事件に端を発している。横浜市に住む30歳の主婦が，脳性麻痺のある2歳の娘をエプロンのひもで絞め殺した。3人の子どものうち4歳の次男も脳性麻痺であった。とくに末の娘は運動機能の障害だけでなく知能発達も遅れており，大学病院で治療を受けても回復の見込みがなかったという。障害者施設にも入れてもらえず，子どもの世話のため疲れがたまっていたらしい。

　事件報道の後，地元の障害者父母の会や町内会は，施設不足をはじめとする福祉行政の貧困が事件を招いたとして，主婦の減刑を嘆願する運動をおこなった。これに対して，「青い芝の会」などの障害者団体が反発。関係機関に意見書を提出し，駅前でビラを配るなどの運動を展開した。その意見書には，次のように書かれている。もしこの裁判で無罪の判決が下されれば，「脳性マヒ者をいよいよこの世にあってはならない存在に追い込むことになる」。「私達は被告である母親を憎む気持ちはなく，ことさらに重罪に処せというものでは毛頭ありません。それどころか彼女もまた，現代社会における被害者の一人であると思われます。しかし犯した罪の深さからいって何らかの裁きを受けるのは当然でありましょう」。

　それまで障害児の父母の会らが，施設や福祉の充実などを訴えることはあっても，障害者自身が世間の差別意識を正面から批判することはめずらしかった。しかし横塚らは次のように告発する。「働かざる者人に非ずという社会風潮の中で私達脳性マヒ者は『本来あってはならない存在』として

位置づけられ」，そうした「一般通念が彼女に実際以上の精神的負担となっておおいかぶさり，子供の将来・自分の前途を悲観し絶望的になってしまった」。

この後「青い芝の会」は，車いすでのバス乗車要求，障害者を収容する巨大施設建設反対，病院における出生前診断実施への反対など，活発な運動を展開した。現在，出生前診断に関する報道が「命の選別という批判」に必ず言及する背景には，青い芝の会の活動のほか，さまざまな障害者団体が活動してきた経緯がある。

〈参考文献〉
横塚晃一『母よ！殺すな』生活書院，2007年（原著1975年）。
横田弘『障害者殺しの思想（増補新装版）』現代書館，2015年（原著1979年）。

産を強制できるだろうか。歴史的経験によれば，中絶を厳格に禁止すると，闇堕胎や自己堕胎がはびこり，結果としてたくさんの女性たちが命を落とす。そうさせないようにベッドに縛りつけておくことなど，できないだろう。そもそも堕胎罪は，施術者や女性だけを対象として，望まない妊娠を共に引き起こした男性の責任を問わないことに問題がある。

第3に，現代的貧困の問題がある。今の日本社会は，たしかに終戦直後に比べれば格段に「豊か」になった。しかしそれに取り残されたかのように，子どもの貧困の問題は深刻である。2015年の国民生活基礎調査によると，平均的な所得の半分に満たない世帯の割合を示す相対的貧困率は，全体で15.6％，17歳以下の子どもがいる世帯では13.9％であった。この値がピークを記録した2012年の16.3％からは減少したものの，依然としておよそ7人に1人の子どもが貧困状態にある。「ユニセフの推計（2012年）によると，2000年代半ばにおいて，日本の18歳未満の子供の貧困率は，先進35か国の中で上から9番目の高さにある」。米国（23.1％）などに比べると低いが，フィンランド（5.3％），ドイツ（8.5％）などよりもはるかに高い。「とくに，日本のひとり親世帯に育つ子どもの貧困率は58.7％と突出しており，OECD諸国の中で最

悪である」。

　終戦直後のように栄養不足によって死に瀕するほどの貧困ではないという見方もありうる。しかし社会政策学者の阿部彩によれば，所得階層の低い家庭の子どもは，ぜんそくにかかりやすく，不登校・児童虐待などのリスクも大きい。「最新の海外の研究によると，相対的貧困が子供に及ぼす一番大きな悪影響は，親や家庭内のストレスがもたらす身体的・心理的影響だという」。調査では経済的要因よりも「相手と結婚していないので産めない」と答える人が多いのだが，その背景のひとつとして，日本では単身のまま産んだ場合に貧困に陥る恐れが大きいこともあげられるだろう。したがって，「産む」という選択が一般的に可能となるように，女性たちの経済的状況を改善することが必要であり，「産めない」状況を放置したまま経済条項を削除することには問題がある。

　第4に，「望まない妊娠」の状態にある女性たちへの心理社会的援助について考える必要がある。そうした取り組みの例として，ドイツの「妊娠葛藤相談」がある。ドイツ国内には1600か所以上の相談所があり，中絶処置の3日前までに無料の相談をおこなうことで，堕胎の罪に問われない制度になっている。なぜ中絶を考えている女性たちにカウンセリングを提供するのかといえば，仮に胎児の生命保護を目標としたとしても，そのための取り組みは妊娠した女性への援助によってしかなしえないからだ。相談によって中絶を思いとどまる例はまれだが，社会的援助の知識をもち，傾聴の訓練を積んだカウンセラーの前で，望まない妊娠に至ってしまったわけや，中絶を選んだ理由について話してみることには大きな意味があるという。また場合によって公的な経済的援助の手続きをサポートしたり，パートナーの暴力から保護するための措置をとったりする。さらに，避妊の方法を確認し，職業やパートナー関係など，これからの人生設計を実現するためには何が必要かをカウンセラーと共に考えてみる。こうした取り組みが女性のエンパワーメントにつながる。

5）阿部彩『子どもの貧困Ⅱ──解決策を考える』岩波新書，2014年。

日本では，このような相談はほとんどおこなわれていない。わずかにいくつかの市町村で「にんしんSOS」などの電話相談窓口があるだけで，担当者の資格要件もない。上記のような専門的な心理社会的援助が広く提供され，相談所を訪れれば堕胎罪を適用しないという制度設計が妥当だろう。

　このように，経済条項の妥当性について考えるにあたっては，生命の価値や権利という次元だけではなく，社会的な状況や妊娠した女性たちへのケアの問題についても考える必要がある。

２．旧優生保護法と強制不妊手術

　前節では旧優生保護法の中絶規制をめぐる争いについて述べ，障害者運動にも触れたが，近年，この法律のもとで強制的におこなわれた不妊手術の問題について盛んに報道されている。次節では出生前診断によって胎児の障害が発見された場合の中絶を取り上げるが，その前に，強制不妊手術という問題の経緯と，優生思想との関係についてぜひ考えておくべきである。

　2017年12月，旧優生保護法のもとで不妊手術を強制されたとして，宮城県内の60代女性が国を相手に国家賠償と謝罪を求めて提訴することが報道された。これをきっかけに，1948年から96年まで存在した優生保護法が，遺伝性疾患や知的障害を理由として強制的な不妊手術を認め，国策として推進してきたことが問題として大きく取り上げられるようになった[6]。

　旧優生保護法第１条には，「この法律は，優生上の見地から不良な子孫の出生を防止するとともに，母性の生命健康を保護することを目的とする」と書かれていた。「優生上の見地から」とは，疾患などの「劣った」遺伝因子をもつ人びとに子どもをつくらせないようにすることで，民族の質を改良しようとする優生学の発想を示している（第6章参照）。しかし「不良な子孫の出生を防止する」という文言には，遺伝性疾患に限らず，「不良」とみなさ

---

6)「旧優生保護法　不妊手術強制，初の国提訴」『毎日新聞』2017年12月3日。

れた性質をもつ人に不妊手術を受けさせようという意図が込められていた。実際，ハンセン病は遺伝病ではなく感染症であるが，不妊手術が認められる条件のひとつとされていた。「精神分裂病」などと並んで，「躁鬱病」や「兇悪な常習性犯罪者」などに関しても，それを確認した医師は，強制的に不妊手術をおこなうための審査を申請しなければならないと定められた。また妊娠中絶は，「本人又は配偶者が精神病，精神薄弱，精神病質，遺伝性身体疾患又は遺伝性奇型を有している」場合に，「本人及び配偶者の同意」のもとに認められた。さらに「本人が精神病者又は精神薄弱者」の場合には，代理人の同意だけで中絶することができた。つまり精神障害者や知的障害者が妊娠した場合，本人が中絶に同意しているかどうかは問題にもされなかったのである。

　1949年に厚生省から出された通達には，「真にやむを得ない限度において身体の拘束，麻酔薬施用又は欺罔等の手段を用いることも許される場合がある」と書かれていた。つまり，強制的に不妊手術をおこなうために必要であれば，縛りつけたり，麻酔をかけたり，だましたりしてもよいというのだ。1950年代半ばのピーク時には年1000件を超える強制不妊手術がおこなわれていたが，60年代以降は減少し，80年ころからはほとんどおこなわれなくなった。累計は1万6475件にのぼる。

　強制不妊手術の実態がしだいに明らかになってきている。たとえば北海道在住の小島喜久雄さんは，養父母に預けられたという事情のために周囲から差別を受けるようになった。生活が荒れていた10代後半，医師の診察もないまま精神科に入院させられ，「精神分裂病」を理由として強制的に不妊手術を受けさせられたという[7]。また宮城県の飯塚淳子さん（活動名）は，近所の人や住み込みで働いた先でいじめに遭い，混乱した状態で受けさせられた知能検査で「精神薄弱」と決めつけられ，不妊手術を強制されたと証言している。飯塚さんは次のように述べている。「私は自分が知的障害者だとは思っていません。しかし，どんな人であれ，その人が『障害者』だったら，何で

7）「診察なく『精神病』強制不妊手術　提訴予定　札幌の76歳」『毎日新聞』2018年4月13日。

も役所や他人が勝手に決めていいんでしょうか。そんなことが許されるんでしょうか[8]」。

優生保護法の改正とリプロダクティブ・ヘルス／ライツ

　1994年，障害当事者でカウンセラーの安積遊歩さんは，カイロで開かれた国連の会議で，日本の優生保護法の差別的性格を国際社会に向けて訴えた。各国のメディアはこれを大きく取り上げ，この法律の問題性が世界に知られた。また月経の処理に介助を必要とする女性障害者たちが，施設職員の人手不足などの理由で，法律でも認められていない卵巣へのX線照射や子宮摘出を強いられてきたことも国際的に非難された。こうした“外圧”に押されるかたちで，96年，旧優生保護法から「優生」の部分をまるごと削除した母体保護法への改正がおこなわれた。

　1994年のカイロ会議では，「リプロダクティブ・ヘルス／ライツ」が国際的に承認された。直訳すれば「性と生殖に関する健康と権利」であるが，国際規範としての意味がわかりにくくなるので，カタカナで表記されるのがふつうである。すべてのカップルおよび個人が身体的・精神的・社会的な健康を維持し，子どもを産むかどうか，いつ産むか，どれくらいの間隔で産むかなどについて選択し，自ら決定する権利のことをいう。

　さて，被害者や障害者団体などの訴えにもかかわらず長年放置されてきた優生保護法の問題が，短期間で打開されたことは目覚ましい成果である。しかし国内での議論が十分になされないまま，法改正だけがおこなわれた結果，それまでおこなわれてきたことに対する問い直しがなされることはなかった。優生保護法改正翌年の1997年には，すでに上述の飯塚さんが宮城県に自らが受けた強制不妊手術に関する資料の情報公開を請求している。しかし県の回答は，その年度の分だけ台帳が廃棄されていたというものだった。その後，飯塚さんらは支援者らと共に問い直しへ向けた活動を続けてきたにもかかわらず，20年にわたって放置された。2017年末にひとりの当事者が裁判

8）優生手術に対する謝罪を求める会編『優生保護法が犯した罪──子どもをもつことを奪われた人々の証言』現代書館，2003年。

を起こすことを決意してはじめて，大手メディアがこぞって取り上げたのである。

今，問われる強制不妊手術

　2019年4月24日，旧優生保護法にもとづいて不妊手術等を強いられた人に320万円の一時金を支払う法律が可決された。その前文には，「我々は，それぞれの立場において，真摯に反省し，心から深くおわびする」と書かれている。以降，各地で裁判が起こされ，22年9月現在，六つの地方裁判所と二つの高等裁判所で判決が下されている。地方裁判所の判決は，旧優生保護法を違憲と判断しつつ，不法行為から20年で賠償請求権が消滅する「除斥期間」を理由に請求を退けるものが多かった。これに対して，2022年2月の大阪高裁と3月の東京高裁の判決は，長期間にわたり提訴することが難しかった当事者の事情などから除斥期間の適用を制限し，それぞれ最高1300万円と1500万円の賠償を国に命じている。

　日本政府の対応に関しては，プライバシー保護のため行政当局が被害者個人には通知せず，補償の申請につながりにくいという問題や，子どもをもてないことに苦悩した人生が320万円で償われるのかという問題などが指摘されている。しかし，ここでは被害者からの異論がもっとも多い「我々」という法律前文の主語の問題に触れておこう。声をあげた人びとは，「国」が反省し謝罪するという文章に書き替えてほしいと強く望んでいる。「我々」という言葉では，優生保護法をつくり実行してきたのが国であることが曖昧にされてしまうというのだ。「我々」とは国民を指すと理解できるが，それでは被害者までもが含まれてしまう。たしかに障害者に対する国民の差別意識が生んだ出来事であるとはいえるが，十分な議論もなく，一時金を払う法律をつくっただけで国民の反省を示すことができるのだろうか。しかも「国」は，いまだに各地の裁判で補償を求める被害者たちに対抗し，さまざまな論拠を持ち出して争っている。

　裁判や一時金の支払いの進行，事実関係の調査，また，その歴史をどのように伝えてゆくかなど，この問題は今後も重要なテーマになりつづけるだろ

う。その際，謝罪や賠償だけに問題を矮小化(わいしょうか)するのではなく，障害者差別の問題に正面から取り組む手がかりとなることが期待される。

3．出生前診断

　前節では，「劣った」遺伝因子を継承させないという名目で，国家によって子どもを産めなくされたり中絶を強要されたりした人びとの歴史をみてきた。現代の出生前診断では，国家によって強制されるのではなく，子どもを望むカップル自身が自発的に検査を受け，産むか産まないかを自ら決断するという建前になっている。しかしその実情をみると，それが本当に「自発的な決定」といえるのか，また自己決定の結果は自己責任だといってすむ問題なのかどうかには注意が必要である。

　出生前診断とは，妊娠中の胎児を検査・診察して健康状態を診断することをいう。妊婦検診のために産婦人科を訪れると，超音波検査で胎児の発育をチェックしたり，胎児の心音を聴いたりする。これらも出生前診断であり，本来は母子の健康を保つためにおこなわれる診断の総称である。妊娠中の胎児の治療（胎児手術を含む），あるいは出産後に速やかな治療をおこなうためにも役立てられる。しかし近年では，胎児が障害をもつかどうかを検査し，結果によっては妊娠中絶の判断材料とされることが問題となっている。

出生前診断──技術の概要

　第1に，一般的な妊婦検診でよく用いられる超音波検査がある。上述のように胎児の発育を調べる検査だが，同時に胎児の形態異常が観察される可能性がある。また，妊娠11 ～ 14週ごろ胎児の首のうしろに現れるむくみの厚さで，胎児がダウン症などの染色体異常や二分脊椎などの障害をもつ可能性が指摘されることがある。これによって胎児障害の確率を割り出す検査のことを「NT検査」という。妊娠経過が順調であることを確認するだけだと思っている妊婦が，いきなり胎児が障害をもつ可能性を告げられると，パニッ

障害とは何か

　障害は英語で「ディスアビリティ (disability)」と呼ばれる。「アビリティ (できること)」の反対，つまり何かが「できないこと」を表す。また「インペアメント (impairment)」という言葉が障害と訳されることもあるが，こちらは「そこなう，傷つける」という意味の「インペア」の名詞形である。「ペア」というのは「一組，一対」という意味であるから，一揃いになっている身体のどこかが欠けていたり，身体機能の一部がはたらかなかったりすることと理解してもよいだろう。日本の法律用語としての「障害」は，インペアメントにあたる。しかし日常用語としての「障害」には，何らかの妨げによって「できない」こと，つまりディスアビリティの意味もある。そのため日本語の「障害」には，ディスアビリティとインペアメントの二つの次元があると理解すべきだろう。昔は「ハンディキャップ」があてられることが多かったが，ある人の身体的・精神的特徴を「不利な条件」と決めつけている語感があるので，最近ではあまり使われなくなった。

　一般に「病気」と「障害」との違いは，有効に治療する手段があるかないか，という点にあるとされている。この基準によるなら，今「障害」とされているものも，医療技術の進歩により治療できるようになれば，「病気」だとされるだろう。障害とは，今，治療手段がない身体の損傷や機能不全のことであり，身体を観察したり，臓器機能の低下を測定したりすることで，客観的に規定できると考える立場を「障害の医学モデル」と呼ぶ。そして何かが「できない」のは，その人の心身の機能が「正常でない」ためだと捉える立場を「障害の個人モデル」という。

　これに対して，たとえば足の不自由な人がエレベータのない駅で電車に「乗れない」のは，足が不自由なことが原因なのではなく，そうした人びとに配慮せずエレベータを設置しない社会が原因だと考える立場がある。障

害の原因を，個人ではなく社会に求めるという意味で，「障害の社会モデル」という。この考えに従えば，身体の一部が欠けていたり，臓器の機能が低下していても，本人が何も不便を感じず，「できない」と思わなければ，障害とみなされる理由はない。逆にインペアメントが客観的に確定できなくても，その人には特別なニーズがあると認められれば，援助の対象となる。障害は，ただ医学的に観察・測定されるのではなく，社会的に構成されるものと捉えられる。この考え方は，障害者権利条約（2006年）や障害者差別解消法（2013年）のなかに位置づけられ，各方面で具体化に向けた取り組みが進められる途上にある。

クに陥ることもまれではないという。

　第2に，母体血検査がある。これには従来の母体血清マーカー検査と，いわゆる「新型出生前診断」がある。まず従来の検査は，母体血中の成分を調べて染色体異常の確率を割り出すものだ。3種類の成分を調べる「トリプルマーカーテスト」よりも，4種類を調べる「クアトロテスト」という新しい検査のほうが精度が高いとされる。2012年にプロゴルファーの東尾理子さんが「よくわからないまま」クアトロテストを受け，「82分の1」の確率でダウン症であるという検査結果を受け取った。このことをブログで公表し，それ以上の検査を受けないで産むつもりだと述べたところ，多くの励ましのコメントが殺到したが，なかには「実際に障害児が生まれればきれいごとではすまされない」，「ブログで軽々しく公表すべきでない」などの声もあったという。

　「新型出生前診断（NIPT：Non-Invasive Prenatal Testing）」では，母体血中に微量に含まれる胎児の染色体量が調べられる。2013年に日本で開始された当初，「99％」の精度で胎児のダウン症などを発見するといった報道がなされたが，これには統計学上の誤解が含まれており，実際には「陽性」と判定されても相当の確率で染色体異常をもたない場合（「偽陽性」）があり，結果が正確であるとは限らない。今のところ公的に認められる検査対象は，13・

18・21トリソミーに限られる。

第3に，妊娠中のおなかに針を刺して羊水をとり検査する羊水検査がある。これは確定診断であり結果は正確であるが，およそ300分の1の確率で流産の危険性があるとされる。

出生前診断の動向と問題点

上述のように，1970年代以降，出生前診断に対する障害者団体などからの異議申し立てがなされ，96年には優生保護法が改正された。そうした流れのもと，99年には厚生省の審議会により「母体血清マーカー検査に関する見解」が出され，「医師は妊婦に対し本検査の情報を積極的に知らせる必要はなく，本検査を勧めるべきでもない」とされた。妊婦の血液をとるだけで簡単に受けられる検査であるだけに，「陽性」の結果が出たときのことを十分に考えないで受ける人が増えると，それだけ混乱や葛藤に陥る人が増えてしまう。事前にじっくり考えてもらうための相談体制が不十分な現状のもとで，検査の実施ばかりを進めることには問題があるという趣旨である。上述の東尾さんも体験したように，この種の検査では，胎児が障害をもつ「確率」しか示されず，しかも現実に障害のある件数の数十倍の人に「陽性」の結果が届くので，多くの妊婦に不安・動揺を与えてしまう。さらに，検査が普及して胎児の振るい分け（スクリーニング）がおこなわれるようになれば，障害者の排除につながる恐れがあるとされた。

その後10年ほど検査数はあまり増えなかったが，2012年ころから急激に増加している。推計によると，06年には母体血清マーカー検査と羊水検査を合わせて約2万9300件だったが，16年にはさらに新型出生前診断を加えて全体で約7万件と，この10年で2.4倍になったという。その理由としては，30歳代以降の出産が増えたことのほか，インターネットで検査に関する情報が入手しやすくなったことなどがあげられる。[9]

2013年に臨床研究として新型出生前診断を始めるにあたって，日本産科婦

---

9)「出生前診断10年で2.4倍」『毎日新聞』2018年12月28日。

「トリソミー」とダウン症

　ヒトの染色体は46本であり，22組の常染色体と，1組の性染色体からなる。常染色体には，サイズが大きいほうから1～22の番号がふられている。第13番目の染色体は通常2本だが，3本ある子どもが生まれることがある。これを「13トリソミー」と呼ぶ。第18番，第21番についても同様で，とくに21トリソミーによる諸症状は「ダウン症候群」と呼ばれる。母体年齢が高いほど確率が増すとされるが，まれな例外を除いて，その原因は偶然であり，誰の子にも起こりうる。どの国でも約1000人に1人の割合でダウン症の子が生まれる。

　異常のある遺伝子の番号が若い（サイズが大きい）ほど影響が大きいとされ，「短命」だとされてきた。たしかに妊娠中や生まれて数週間のうちに亡くなってしまう13・18トリソミーの子も多い。しかし1歳の誕生日を迎えた13トリソミーの子や，10歳を迎えて元気な18トリソミーの子もいるなど，さまざまである。ダウン症に至っては，今や平均寿命50歳を超えるともいわれている。生まれたときに心臓や腸に病気のあるダウン症の子も多いが，ほとんどの場合，手術などで対処可能である。

　ダウン症の特性として，筋肉の緊張度が低く，多くの場合，知的な発達に遅れがみられる一方，明るくて人なつっこい性格の子が多いとされる。なかには大学を卒業した人，保育士として働く人などもいる。才能を開花させ著名となった書道家の金澤 翔子氏もダウン症である。

人科学会（日産婦）は，検査を受けられる人や実施施設に比較的厳しい条件を付けた。まず検査を受けられるのは，原則として35歳以上の妊婦，あるいはクアトロテストなどで染色体異常の可能性が示された人などに限られる。よく知られているように，妊娠する女性の年齢が高くなるほど胎児の染色体

異常の確率が高まるためであり，また年齢が若い女性の場合ほど「偽陽性」の確率が高まるためである。費用は約20万円で，保険がきかず全額自己負担とされる。実施施設の条件としては，遺伝学専門医と小児科専門医が常勤し，遺伝カウンセリングや出産後のケアが可能であることなどが求められた。

　この施設要件は大病院でなければクリアできないが，2016年後半ごろからは産科医療とはまったく関係のない美容外科などのクリニックが，無認定で検査を実施していることが問題となっている。こうした施設は，ただ採血して検査会社に送るだけで，説明もカウンセリングもほとんどなく，誰にでも検査を提供しているという。ある調査では，このような施設が182か所確認された。[10] この事態に危機感をもった日産婦は，2019年3月，研修を受けた産科医が常勤すれば小さな病院でも検査できるようにする大幅な条件緩和案を打ち出したが，日本小児科学会などから反対意見が出され，棚上げになった。19年10月には，この議論を厚生労働省が引き取り，専門委員会が設置された。21年5月に出された報告書では，「積極的に知らせる必要はない」という方針を転換し，[11] 妊娠初期の女性に自治体の窓口などでパンフレットを配布する，受診を検討している人には「遺伝カウンセリング」を提供すべきとされている。これらは行政や病院などの関係機関が「連携して」おこなうことになっている。ただし，前節で触れたドイツの妊娠葛藤相談が出生前診断に関しても大きな役割を果たしているのは，高度な心理カウンセリングの技術を身につけ，妊娠にかかわる事柄に精通した専門家が担当しているからである。そうした専門性のない自治体職員や医師・看護師等が，妊娠をめぐる葛藤を抱えた女性たちへの情報提供やカウンセリングの役割を十分に果たすことができるのか，また「連携」は，すなわち「たらいまわし」になってしまわないのか，といった点が危惧される。

　これまで新型出生前診断が可能な認定施設は全国に100か所ほどしかなく，遠方であったり，予約がいっぱいで断られたり，検査を受けられる条件に合

---

10)「美容外科が新型出生前診断　無認定9割産科以外」『毎日新聞』2019年8月18日，「無認定急増182施設」『毎日新聞』2022年7月20日。

11)　厚生科学審議会「NIPT等の出生前検査に関する専門委員会報告書」2021年5月。

わなかったりするために，受診希望者が無認定施設に流れていたとみられる。一方では，これだけ多くの需要があるのだから，条件を緩和してでも多くの人の希望に応えることが重要だという人がいる。他方には，検査や障害について十分に相談しないまま検査を受けるとすれば，「陽性」の結果を知らされた場合に重大な苦悩を生み出してしまうと危ぶむ声がある。

2022年9月現在，遺伝専門医の常勤などの条件を満たした「基幹施設」が169か所，研修を受けた産科医がいる「連携施設」が204か所認定されている。「適切な遺伝カウンセリング」を受けても不安が解消されない妊婦には，高年齢などの条件にあてはまらなくとも検査をおこなうことが認められた。はたして「研修」を受けただけの産科医等に，「カウンセリング」の名に値する対応が可能であるかどうかが今後の問題になるだろう。

出生前に胎児の障害がわかってしまうことは，妊娠した女性やそのパートナーに，深刻な葛藤をもたらす。待ち焦がれた妊娠であるときには，なおさらだろう。この問題は，精度の高い検査技術を用いれば解決するようなものではない。カウンセリングなどに時間と労力をかけ，きめこまやかな援助をおこなうことによってしか，妊婦の不安や葛藤に向き合うことはできないだろう。

4．着床前診断

着床前診断とは，体外受精によってつくられた胚を子宮に移植する前に遺伝学的に検査・診断し，使用する胚を選別する技術である。これがおこなわれるのは，主に次のようなケースである。

第1に，自分の子どもに遺伝性疾患が表れる可能性のある因子をもつ人（保因者）が，その因子を受け継いでいない胚を選ぶ場合である。

12）「新型出生前検査　小規模施設でも」『読売新聞』2022年9月13日，日本医学会出生前検査認証制度等運営委員会「NIPT等の出生前検査に関する情報提供及び施設（医療機関・検査分析機関）認証の指針」2022年2月。

「しょうがい」の表記について

　以下では，「障害」と書くか，「障がい」，「障碍」などと書くかという問題に触れておきたい。今後も議論が続くことが予想され，一般社会人にとって重要な知識である。

　かねてより障害のある人びとからは，「障害者」という名称に「害」という文字が含まれているのは不快だ，自分たちは「社会の害」ではない，という意見が出されてきた。1980年代には，昭和21年に当用漢字から外れたために用いられなくなった「障碍」という表記を復活させようとする動きがあった。「障碍」という仏教語を起源として，古くから用いられてきた言葉である。「碍」という字は「さまたげ」を意味するが，ここでいう「障碍」とは，自立生活や社会参加を妨げている社会の壁を表すとされる。また電柱に電線を取り付けるための磁器製の部品のことを「碍子」というが，電気を絶縁しながら部品を連結していることから，「多様な人をつなぐ存在」という意味が込められているという。2010年ごろまでの公文書では，さしあたり常用外漢字を避けて「障がい」と表記した時期もある一方で，最近では「障碍」の表記を正式に採用する自治体も現れた（兵庫県宝塚市，2019年2月）。

　しかし他方では，表記を変更しただけでは障害者への偏見や差別は変化しない，「障」や「碍」は，それぞれ「さわり」や「さまたげ」という意味であるから，マイナスイメージに変わりがないなどの意見もあり，2009年には政府から諮問を受けた作業チームが，各方面からのヒアリングなどを通じて検討することとなった。その結果，「法令等における『障害』の表記については，当面，現状の『障害』を用いること」という見解が出され，政府公文書にはこの表記が用いられている。

　2017年に内閣府によっておこなわれた「障害者に関する世論調査」で，「し

ょうがい」の表記としてどれがふさわしいと思うか聞いたところ，「障害」と答えた人が31.6%，「障碍」が2.5%，「障がい」が40.1%，「どれでもよい」が18.8%となっている。

　最近では当事者団体の名称や学術論文などで「障害」という表記が一般的になっているため，本書でもこれを採用した。ただしこの表記を使用する際には，「害」は当事者を指すものではない，という認識が重要である。

〈参考文献〉
小川喜道・杉野昭博編著『よくわかる障害学』ミネルヴァ書房，2014年。
内閣府障がい者制度改革推進本部「『障害』の表記に関する検討結果について」2010年。

　第2に，妊娠しにくかったり，妊娠しても流産を繰り返したりする場合に，正常に発育する可能性の高い胚を選び出すためにおこなわれる。

　第3に，親が望ましいと思う特徴をもつ子どもをつくるために，特定の因子をもつ胚を選び出すために使われる可能性も，将来的にはある。そのようにして親が望む特徴をもつようにつくられた子どものことをデザイナーベビーという。すでに生まれた子については，その「才能」を診断すると称して遺伝子を検査するビジネスも出てきているが，専門家によると，現段階でそれが可能だと考えるのは誤りである。たしかにさまざまな特徴に関係する遺伝子が発見されてはいる。しかし，多数の遺伝子や環境との複雑な相互作用において，「望ましい」特徴をつくる組み合わせがどのようなものか，わかっていないからである。親の好みを子の遺伝子レベルにまで組み込むこと，そのための実験台として使われることは，生まれる子の自由と権利を侵害するという観点から，そうした行為を禁じている国が多い。

着床前診断をめぐる議論と課題

　第1の場合に関して，とりわけ死に結びつくような重篤な遺伝性疾患の因子をもつ人びとは，深刻な苦悩を抱える場合がある。ハンチントン病や筋ジストロフィーの一部など，さまざまな病気のなかではごくまれであるが，原

因となる単一の遺伝子が特定されている病気がある。たとえばドゥシェンヌ型筋ジストロフィーは，その因子をもつ女性は発病しないが，男子は幼児期に発症し，しだいに筋力が衰えてゆき，死に至る恐れのある難病である（ただし近年では50歳を超える患者もいるほど延命が可能となっている）。保因者たちのなかには，自分から受け継いだ遺伝子を原因とする病気で子どもが苦しむ，ひいては死んでしまうのを見るのは耐えられないという人もいる。そうした声を受けて，諸外国や日産婦のルールでは「重篤な遺伝性疾患」に限り，審査のうえ着床前診断を認めることになっている。

　しかしその「重篤な」病気をもちながら現に生きている人びとは，特定疾患をねらった着床前診断の許容が，自分のような人間はそもそも生まれてこないほうがよかったというメッセージ（スティグマ）を含むように感じるという。また出生前診断や着床前診断の技術が広まることは，女性たちに対する「健康な子を産まなければならない」という社会的圧力を高める効果をもつという指摘もある。

　第2の類型，すなわち不妊治療の一部としておこなわれる着床前診断に関しても議論が闘わされている。体外受精で作成した胚を遺伝学的に調べ，着床し生育する可能性の高い胚だけを子宮に戻すことで，流産率を下げ，出産率を高めるねらいがある。しかし，今のところ着床前診断が出産率を著しく高めるという結論には至っていない。というのも，体外受精自体が負担が大きいわりに成功率が高くないので（第2章参照），体外受精の予定がなかった人が着床前診断を用いても，自然妊娠等に比べて妊娠・出産できる確率が大きく高まるかどうかには疑いがもたれているからである。女性の年齢が比較的高く，多くの卵子が確保できない場合，適切な胚が得られず，出産率の向上にも流産率の低下にも効果がなかったという研究もある。[13]

　仮に着床前診断を許容するにせよ，「線引き」の問題が残る。「重篤な遺伝性疾患」という場合の「重篤」とはどのような意味なのか，あいまいである。拡大解釈されれば，日常生活に何らかの支障をもたらす病気や障害，さらに

13）「着床前診断　不妊治療の光になるか」『朝日新聞』2019 年 8 月 21 日。

共生社会を理解するためのキーワード

　「バリアフリー」という言葉は誰もが知っているだろう。この言葉はもともと建築用語で，障害者や高齢者などが施設を利用しようとする場合，段差や階段などが著しい妨げになることに着目している。こうした「障壁（バリア）」の「制約を受けない（フリー）」ことを指して「バリアフリー」と呼ばれる。具体的には，スロープや手すり，エレベータや点字ブロックの設置など物理的障壁を取り除くことを指しているが，ほかにも，たとえば障害を理由として資格・免許を不当に制限するような制度的な障壁，字幕や手話通訳，わかりやすい表示がないことなどによる文化・情報面での障壁，心ない言葉や差別的視線などを生む意識上の障壁（心の壁）など，広い意味で用いられるようになった。

　「ユニバーサルデザイン」は，年齢や障害の有無などにかかわらず，できるだけ多くの人が利用可能であるように配慮されたデザインのことである。「ユニバーサル」は「（例外なく）すべての」という意味なので，高齢者や障害者を含むすべての人にとって最大限に使いやすい製品や環境がめざされる。「バリアフリー」には「妨げをなくす」という点で消極的な意味合いがあるのに対し，すべての人にとって使いやすいものにしてゆくための積極的な創造力を含んでいるということもできる。ただし，社会の多数派のニーズと少数派のニーズが両立しない場面では，多様な人びとの多様なニーズをすべて考慮する「ユニバーサルデザイン」の発想は通用しない。そのため少数派のニーズに焦点をあてる「バリアフリー」の発想にも利点がある。

　「ノーマライゼーション」は，社会的支援を必要としている人びとを「いわゆるノーマルな人にすることを目的としているのではなく，その障害を共に受容することであり，彼らにノーマルな生活条件を提供すること」であるとされる。これは1950年代にデンマーク社会省の役人であったバンク-ミ

ケルセンが考案した言葉である。たとえば，ある人が障害をもつことはその人にとっても周りの人にとっても「ふつう」のことなのだから，改善する見込みがきわめて少ないのに，つらいリハビリを強いることはやめようということである。また障害をもっていても「ふつうに」生活できるような社会制度や環境を整えることを指している。「ふつうに」暮らすためには，いくら設備が整っていても大規模な障害者施設に収容するのではだめで，少なくとも専用の個室のある小規模なグループホームでなければならない。われわれにとって，ふと思いついて出かけることができるのが「ふつう」だとすれば，障害者にそれができないのはおかしいということになる。

　「インクルージョン（社会的包摂）」の反対は，「エクスクルージョン（排除）」である。「イン」は内に含める方向，「エクス」は外に出す方向を示している。つまりインクルージョンとは，障害者を排除せず，社会のなかに受け入れることである。とくに，本人が希望すれば，障害児も普通学級で他の児童・生徒と共に学べるようにすべきだという原則を意味している（インクルーシブ教育）。なぜかといえば，障害児を普通学級から排除して，特殊学校や施設に囲い込むと，多くの人びとから「見えない」存在となり，障害への理解が進まないからである。また障害者がコミュニケーションや日常生活に問題を抱えるのは，小さいころから隔離されて一般の人びととの接触が少ないことにも原因がある。この原則は，2006年に国連障害者権利条約において採用され，日本でも14年にようやく発効した。日本での取り組みは遅れているが，社会に受け入れられることは条約で保障された障害者の権利である以上，態勢整備は待ったなしである。

〈参考文献〉
河東田博『ノーマライゼーション原理とは何か──人権と共生の原理の探究』現代書館,
　　2009年。

は多因子性の病気，ついには「望ましい」因子の検査へと拡大する恐れがある。どこまで，どんな基準で認めれば，際限のない拡大に歯止めをかけることができるのか。そのような歯止めをかけることは不可能だという指摘もある。

　遺伝疾患は特別なものというイメージがあるが，「実際には死ぬまでには，すくなくとも60％の人は遺伝性の病気にかかる」[14]。すべての人は遺伝病の因子を6～7個有しているとされる。つまり「人類みな保因者」なのである。したがって私たちは，あらゆる遺伝病を排除する道をとることはできず，それとどう付き合ってゆくかを考えてゆくしかない。

　以上，第1章は，人間の新しい生命が生まれ育ってゆく生物学的なプロセスをたどることから始めた。赤ちゃんが生まれるまでの過程には，場合によっては子どもを産む／産まないを悩む女性の状況が深くかかわっている。またその背景には，中絶をめぐる日本の社会と法律の歴史がある。障害をもつ可能性がある胎児について考えるにあたっても，優生保護法のもとでおこなわれた強制不妊手術にみられるように，やはり優生思想の歴史的系譜を無視するわけにはいかない。それぞれの人が，出生前診断や着床前診断を受けるか受けないか，障害をもつ可能性がある胎児を産むか産まないかを悩むときにも，障害を社会から排除しようとしてきた優生学的な思想と，障害の有無にかかわりなく子どもを受け入れようとする思想とが，葛藤しているといえるだろう。個人の選択の自由を保障することはもちろん重要だが，その結果——たとえば中絶後の心の傷，出生前診断をめぐる悩み，障害児の養育など——を「自己責任」の檻に囲い込むならば，人びとが個人や「家族」の殻に閉じこもらざるをえない息苦しい社会になるのではないだろうか。この意味で「生命倫理」は，対話や社会的取り組みを通じて，命をめぐる諸問題を共に引き受ける営みである。

---

14) 信州大学医学部附属病院遺伝子診療部ホームページ「遺伝医療をすすめる際に最低限必要な遺伝医学の基礎知識」（2009 年 11 月確認。ただし 2023 年 1 月現在リンク切れ）。また日本人類遺伝学会ホームページ「高等学校生物教育のための人類遺伝学の参考資料」2010 年（2023 年 1 月確認）参照。

◉考えてみよう

- 人間（女性）には自分らしい人生を生きる権利があるという観点と，胎児の生命を保護しなければならないという観点の両方を考慮するとすれば，社会としてどのような取り組みが可能だろうか？

- 日本では，近年になって出生前診断の件数が急増している。その背景にはどのような要因があるのか，考えてみよう。

- もしあなたがデザイナーベビーとして生まれたのだとしたら，どのように感じるだろうか？　あなたの身体的特徴や能力が，親の選好に基づく遺伝学的な操作の結果であるかもしれないことだけでなく，予想外の特徴や病気の発現と関係するかもしれないことも視野に入れて，考えてみよう。

（小椋宗一郎）

第2章

生殖医療

　今，日本では，不妊に悩み，生殖技術を利用して子どもをもとうとする人が急激に増加している。調査によると，結婚しているカップルの18.2％が，実際に不妊の検査や治療を受けたことがある，または現在受けていると答えた。これは夫婦の約5.5組に1組にあたる。不妊を心配したことがある，または現在心配している夫婦の割合は，35.0％にのぼり，3組に1組を超えている[1]。

　日本産科婦人科学会（日産婦）によれば，2018年に体外受精で生まれた子は5万6979人にのぼる。同年に生まれた赤ちゃんの総数は91万8400人なので，16.1人に1人は体外受精で生まれていることになる[2]。05年には1.8％，10年には2.7％だったことを考えると，大変な増加ぶりである。

　不妊という問題について，「今は良い治療法がある」などと簡単に考えている人も多い。しかし実際にはその苦痛やストレスは相当なものとなっている。多額の費用負担や痛みに苦しみながらも，不妊治療から「降りられない」と語る人が多いのは，なぜなのだろうか。

　第三者の精子や卵子を使って子どもをつくる技術や，受精卵を第三者の子宮に移植して産んでもらう代理出産についても，さまざまに議論されている。

　この章では，それらの問題点を見据えながら，今後，子どもを「つくる」技術を，どのように扱ってゆくべきなのかを考えてみよう。

1）国立社会保障・人口問題研究所「第15回出生動向基本調査」2015年。
2）久具宏司『近未来の〈子づくり〉を考える──不妊治療のゆくえ』春秋社，2021年。

1．不妊治療

　ここでは，一般的な不妊治療と，体外受精を用いた方法について，経験者の話をふまえて検討していきたい。

　「不妊（症）」とは，妊娠を望む健康な男女が，避妊をしないで性交をしているにもかかわらず，１年以上妊娠しないことをいう。ただし当事者が妊娠を望む場合には不妊症だが，妊娠を望まない場合には不妊症ではない。つまり治療の対象（＝病気）であるか否かは，当人の意思を前提とするという点で，他の多くの病気とは異なっている。

一般的不妊治療

　「一般的不妊治療」には，タイミング法，卵管通気法，排卵誘発，人工授精などがある。

　タイミング法（「オギノ式」）は，月経周期から妊娠しやすい日を割り出し，性交を勧めるものである。もっともプライベートなことであるから，医療が口をはさむことや，セックスを子づくりの道具とみなすことに不快を感じる人もいる。これをきっかけとして，カップルのあいだで子づくりや性に関する考え方の違いが浮き彫りになることもある。

　卵管通気法では，卵巣から子宮へとつながる管が詰まっていないか調べたり，気体や液体を通して管を押し広げたりする。それほど痛みを感じない人もいれば，鈍痛を感じる人，激痛に苦しむ人までさまざまである。

　排卵誘発は，ホルモン剤によって卵巣を刺激し，卵原細胞が卵子へと成熟し排卵することを促す処置であり，体外受精の際に卵子を採取するためにも使われる。血栓や腎不全などの重篤な副作用は「まれ」だとされるが，効果の弱い飲み薬ではなく強力な注射薬を使う場合には，６〜７割以上の人に卵巣が腫れるなど「軽症の」副作用が表れるという。経験者からは，痛みや吐き気のつらさが頻繁に語られる。それに耐えながら２週間，毎日か１日おきに病院に通わなければならない。仕事との両立の難しさから，「不妊治療離

職」する女性たちのことが問題になっている。

　人工授精は，夫の精子を子宮内に注入する処置である。チューブを差し込んで精子を注入する処置そのものは単純だが，ほとんどの場合，前日に排卵を促す注射をするので，やはり女性への負担が大きい。1周期あたりの妊娠率は5〜10％とされており，何度も繰り返して疲れ切ってしまったと語る人が少なくない。

　「石女」という差別用語の存在が示すように，不妊の原因は女性の身体にあることが多いと思われがちだが，実際には男女およそ半々と考えられており，また原因不明のケースも少なくない。男性不妊の原因は，乏精子症，無精子症，性機能障害などがあるが，ほとんどの不妊治療は女性の身体に対しておこなわれる。原因を特定するための検査は，血液検査，尿検査，卵管通気検査などさまざまで，すべて受けると1〜3か月かかり，健康保険がきかない検査が多いために費用は50万円前後にのぼるという。

体外受精

　以上のような治療で成果が出ない場合，体外受精をおこなうという選択がある。まず排卵誘発によって複数の卵子を成熟させ，卵巣に針を刺して抜き取る。次に容器のなかで卵子と精子を混ぜ合わせて受精卵をつくり，それを子宮に戻す。子宮ではなく卵管に戻すやり方（GIFT）や，顕微鏡下で卵子のなかに精子を注入して受精させる方法もある（顕微授精）。

　体外受精を経験した人たちがしばしば語るのは，成功率の低さからくる治療周期の繰り返しのつらさと，経済的負担の大きさである。当事者団体のアンケート調査によれば，1周期の平均治療費が30万〜50万円と答えた人が44％，50万円以上と答えた人が43％である[3]。この値段は近年高騰している。日産婦によると，2017年におこなわれた治療周期は約45万件で，移植総回数は25万回あまりであった。そのうち子が生きて産まれた分娩数は5万4959件であり，治療周期あたり12.2％，胚移植あたり21.9％となっている。

3）NPO法人 Fine ホームページ「不妊治療が高額化！　若い世代ほど治療断念」2019年3月。

いつ終わるかわからない治療周期の繰り返しは，「出口の見えないトンネル」にたとえられる。費用をかけ希望をもって治療に臨んでも，月経がきたり流産したりした場合などには絶望的な気持になるという。こうした気持ちの変化は，「感情のジェットコースター」と表現される。

　2022年４月からは，それまでほぼ全額自己負担だった不妊治療費に公的医療保険が適用され，患者負担は原則３割となった。また当事者を心理的に支えることを目的とした不妊カウンセリングへの取り組みも増えている。しかし多くの人は，不妊治療における経済的・心理的に過酷な現実を，ひたすら耐えている状況にある。

　上述のように生まれる子の６％以上が体外受精によるという状況をみると，もはや「ふつう」のこととともいえる。しかし，その裏では出生児の何倍もの数の女性たちが不妊治療の痛みとストレスに苦しんでいる。

なぜ不妊から「降りられない」のか？

　最初に述べたように，「不妊（症）」は，ただ身体が生殖機能を果たさないことではない。本人が子どもを望むことが前提なのである。つらくて出費のかさむ不妊治療をやめ，子どもをもたない人生や養子を迎えることなどに納得できれば，もはや誰からも「不妊」と呼ばれる筋合いはない。しかし現実には，まるで長いエスカレータのように，いったん足を踏み入れるとなかなか降りられないと感じる人が多い。しかも，あれよという間に不妊治療の段階をのぼってしまっているのである。

　社会学者の白井千晶は，「不妊を降りる」ことが，「不妊経験者」にとってどのような意味をもつのかについて調査をおこない，その結果を以下のように伝えている。「不妊治療中は『体が悲鳴を上げている状態だった』のが，不妊治療をやめれば『身体が楽になった』73％，『心が楽になった』62％」。「しかし，不妊治療をやめたからといって，完全に『解放』されるとは限らない。調査では『もう子どもをもてないのかと不安になる』が42％，『自然に子どもをもてないか期待する気持ちもある』53％，『もう一度不妊治療しようか悩むことがある』34％で，身体が楽になる一方，心が揺れたり落ち着

かないことが分かる」。「不妊治療をやめても72％が自分を今でも不妊だと思うと答えていた[4]」。

　〈不妊を降りる〉ことへの迷いがどこから来るのか。その理由として白井は，さしあたり次の三つをあげている。第1に，「不妊治療をやめることが，不妊から解放されないことと同義に考えられていることがある」。年齢や身体の限界まで不妊治療を続けなければならないという強迫観念をもつ人びとがいる。第2に，「『子どものいない人生』というモデルを肯定的に描けないこと，ライフコースの再構築にアイデンティティの危機が伴うことをあげることができる」。つまり妊娠・出産・子育てを人生のプランとして強固に思い描いていた人は，ほかにどのように生きてゆけばよいのかわからなくなる。「老後の淋しさ」への恐怖もその延長線上にある。第3に，「〈不妊から降りる〉ことが〈産む性から降りる〉こと」，つまり「〈女から降りる〉」ことを意味するためであるという。依然として"女は子どもを産むものだ"という観念が，周囲からのプレッシャーとしてだけでなく，当の女性たちの心に深く根を下ろしていることを示している[5]。

　「子どものいない人生」のモデルを肯定的に描けないのはなぜだろうか。自分が父母のもとで育ってきたことから，自分もまた父や母になりたい，それが「ふつう」のことであり，「自然な欲求」だと思うのは理解できる。女性学研究者の長沖暁子は，「育ててくれる親は（養子の場合を除けば）不妊ではない」ので，「子どもは不妊というメッセージをどこからも受け取らずにおとなになる」と指摘している。望んでも子どもをもてない人がいて，それもまた自然だと知る機会は，まだまだ限られたものだといえる。

　不妊の問題に悩む人の自助グループであるフィンレージの会のある会員は，次のような声を寄せている。「毎日，社会的に『産めよふやせよ』と圧力をかけられている気がする。よほど気を付けていないと圧力をかけている

4）白井千晶「『不妊』から降りる／降りない／降りられない女たち」日比野由利／柳原良江編『テクノロジーとヘルスケア』生活書院，2011年。
5）大日向正美『母性は女の勲章ですか？』産経新聞社，1992年を参照。

人が自分でも気づいてくれないし，悪気がない方が悪い[6]」。

「産んでも，産まなくても，産めなくても」差別されない社会を築くことは，リプロダクティブ・ヘルス／ライツという国際規範にも掲げられている。そうした社会に近づくためにも，私たちは，不妊の問題について知り，自分自身に引き付けて考えてゆく必要があるだろう。

2．卵子提供

　第1節では，カップルでおこなう（ただし実際にはもっぱら女性に重い負荷をかける）不妊治療をみてきた。以下では，卵子提供，代理出産，人工授精（AID）など，（カップル以外の）第三者がかかわる生殖医療について検討する。この第2節では，まず卵子提供の問題を考えていこう。

　卵子提供とは，女性の卵子に問題があるため第三者から卵子の提供を受け，体外受精によってつくられた受精卵を子宮に移植することである。第4節でみる精子の提供を受けた人工授精（AID）との大きな違いは，出産をめざす女性と，卵子を提供する女性の双方に，大きな負担を強いるということだ。人工授精は精子を注入するだけだが，卵子提供を受ける場合，体外で受精した胚を子宮に移植しなければならない。また精子は容易に採取できるが，卵子を提供するためには，排卵誘発剤を使い，針を刺して（穿刺）卵子を取り出さなければならない。

日本における卵子提供の経緯

　日本では1983年の日産婦の会告により，体外受精に夫婦以外の精子・卵子を用いることが禁じられていた。ところが98年，長野県の根津八紘医師は，卵巣機能が失われた30代女性に，実の妹からの卵子提供を受けた体外受精を実施し，双子が生まれたことを新聞で公表した。このために根津医師は学会

6）フィンレージの会『新・レポート不妊──不妊治療の実態と生殖技術についての意識調査報告』フィンレージの会，2000年。

を除名されている（2004年復帰）。

2003年の厚生科学審議会による報告書は，一定の条件のもとに卵子提供を認めた。そこには，提供者は無償のボランティアによること（実費や休業の補償を除く），提供を受ける人が提供者を選べないよう匿名化すること，関係者への十分なカウンセリング，子の出自を知る権利を保障することなどがあげられている。ただし兄弟姉妹等からの精子・卵子提供は，匿名性が確保できず人間関係が複雑になりやすいこと，また近親者であるだけに協力への心理的な圧力がかかりやすいという理由で，「当分の間，認めない」とされた。これを受けて，不妊治療施設でつくるJISART[ジスアート]という団体が，倫理委員会による審査を経て，第三者からの卵子提供を実施できる体制をつくっている。17年3月にこの体制のもとでの初の出産例があり，18年7月には4人めが生まれた。また32人が提供者として登録していると報じられている[7]。ただし海外で卵子提供を受け日本で出産する人のほうがはるかに多く，「年間300〜400人が卵子提供で生まれている」と推計され，その母の平均年齢は45.2歳であるという[8]。

卵子提供をめぐる議論──卵子提供者の搾取

卵子提供については，提供者が搾取される危険性が議論の焦点となっている。ここでは搾取を，社会的弱者から不当に利益を奪うこと，と簡単に定義しておこう。

ドキュメンタリー映画『卵子提供──美談の裏側』（2013年，米国）では，対価を払う卵子提供がふつうのことになった米国の現実が描かれている。原題「Eggsploitation[エッグスプロイテーション]」は，「卵子（egg）」と「搾取（exploitation）」をつなげた造語である。この映画によると，高額な学費の支払いに困っている若い女性が多い米国の大学には，卵子提供者を募集する広告や勧誘が満ちあふれている。応募した女性たちは，たいした説明もなく，多くの卵子をとるために強い排卵誘発剤を打たれる。被害を訴える女性たちによれば，まるで妊娠した

---

7)「第三者からの卵子提供で4人誕生」『朝日新聞』2018年7月28日。
8)「卵子提供の出産3倍　3年で急増，平均45歳」『日本経済新聞』2013年6月16日。

ように腹水でおなかが大きくなったり，強烈な痛みで失神したりする人もいる。そのほか，穿刺で血管を傷つけたために腹腔内で出血し，卵巣を摘出した人，脳梗塞で入院した人などさまざまな被害例が報告されている。そうしたリスクの確率については議論があるが，そもそも卵子をとった後の提供者について追跡調査されていないので，確かなことはわからないのだという。まったく健康な人を，こうした深刻なリスクにさらすことが，はたして「医療」のおこなうべきことなのかという批判もある。

　リスクについて十分に説明を受け，自発的に契約するならば，正当な取引だと考える人もいる。しかし被害者の声に耳を傾ければ，経済的格差を利用した搾取としての側面が浮き彫りになる。映画には，不妊に悩む人のために協力する善意をもつと同時に，ある程度の不快や痛みを覚悟してでも報酬を必要とする人びとが，卵子を提供しているさまが描かれている。この場合，彼女たちはただ自発的に同意したのではなく，報酬に惹かれて身体をリスクにさらした面があることは否定できない。出産に成功した場合，卵子提供を受けた人の利益は非常に大きい。しかし卵子を提供する側では，リスクが現実になった場合の被害は甚大である。一方は報酬を払うことができ，他方は報酬を必要としているという社会的立場の違いが利用されている。

　上述のように，日本で卵子提供が容認されるには無報酬であることが条件である。また排卵誘発などにともなう副作用を抑えるため，慎重に進められていると聞く。ただし，JISARTのガイドラインでは「リスク発生時に要する費用は，被提供者が全額負担すること」となっているが，実際に健康被害を受けた提供者にとって，それで十分であるかは疑問である。不治の損傷であれば，いくら金を積んでも取り返しがつかない。また卵子提供が「ふつう」のことになってしまえば，米国におけるような搾取が容易に起こりうる。これらの問題点は，次節に述べる代理出産にも共通している。

3. 代理出産

　代理出産とは，生殖技術を用いて，依頼者が第三者に子どもを産んでもらうことをいう。女性の子宮などに問題があるため第三者に産んでもらう場合が多いが，女性に健康上の問題がなくても，または単身男性やゲイカップルが自分の精子によって子どもをもつためにおこなわれることもある。

　代理出産の方法には，サロゲートマザー型とホストマザー型の２種類がある。依頼者男性の精子を代理母の子宮に注入する方法は，出産を「代理する，代行する（surrogate）」という意味で，サロゲートマザー型と呼ばれる（人工授精型ともいう）。これに対して，依頼者カップルの精子と卵子を体外受精させた胚を，代理母の子宮に移植する方法は，ホストマザー型と呼ばれる（体外受精型ともいう）。このほか，第三者の精子または卵子の提供を受ける，あるいは依頼者とは別の男女に由来する胚が使われる場合もあるので，それだけ遺伝的関係は複雑になる。

ベビーM事件

　1986年に米国で起きた「ベビーM」事件は，代理出産の問題を考える際に必ず取り上げられる有名な事例である。裕福なスターン夫婦は，妻が多発性硬化症で妊娠・出産には命の危険をともなう状態であったため，代理出産を依頼することにした。新聞広告を見て応募したホワイトヘッドさん（当時28歳）は，労働者階級ですでに子どもが二人いた。不妊カップルの役に立ちたいという理由に加え，１万ドルの報酬を子どもの教育費に充てたいと思い代理母となった。サロゲートマザー，つまり依頼者の夫の精子を人工授精する方法を繰り返し，ようやく妊娠した。契約書には「スターン夫妻は，羊水検査で，先天性異常や遺伝性異常が見つかった場合の中絶の権利を有する」と書かれていたという。妊娠期間を経て無事に女の子を出産し，３日後にはスターン夫妻に引き渡した。しかしその翌日にホワイトヘッドさんはスターン家を訪ね，その子がいないと生きていけないと嘆願。自殺しかねない彼女の

様子を見て，スターン夫妻は赤ちゃんを渡した。ホワイトヘッドさんは1万ドルの報酬を受け取らず，契約を破棄しようとした。スターン夫妻は契約不履行で提訴することを決めたが，ホワイトヘッドさんは子どもを連れてフロリダへ逃げた。しかしスターン夫妻の雇った探偵に見つかり，女児はスターン夫妻のもとに連れ戻された。

　1987年の州高裁判決では「代理出産契約は有効」とされ，ホワイトヘッドさんの養育権は認められず，女児は完全にスターン夫妻の子とされた。しかし翌年の州最高裁では，金銭供与をともなう代理出産契約は，児童売買を禁ずる州法に違反し無効であるとされた。父は遺伝上の父であるスターン氏，母は遺伝上の母であるホワイトヘッドさんと決定。しかし二人が共同で養育することはできないので，「子どもの最善の利益」を基準に双方の家庭生活を比較し，結局はスターン夫妻に養育権が認められ，ホワイトヘッドさんには訪問権だけが認められた[9]。

代理出産をめぐる議論

　代理出産の何が問題かを検討していこう。まず代理母と子どもの結びつきがあげられる。母体と胎児は，9か月にわたる妊娠期間を通じて，生物学的にも心理的にも密接にかかわりあう。つわりから始まって，腹部とともに乳房が大きくなり，体重が増え，胎動を感じるようになる。胎児のほうでも栄養や酸素をはじめとしたさまざまな物質を受け取るだけでなく，母の心音とともに周囲の音が聞こえたり，母の心理的変化に敏感に反応したりするという。サロゲートマザー型の場合，半分は自分の遺伝子を受け継いでいるので，対面した瞬間，子どもに自分の面影をみることもあるとされる。ホワイトヘッドさんが「産んだ瞬間に心変わりした」と述べているのは，そのためかもしれない。このように密接な母子の結びつきのため，代理母が子どもを渡したがらないケースが発生し，米国ではサロゲートマザー型の代理出産はほとんどおこなわれなくなったという。

---

9) 大野和基『代理出産──生殖ビジネスと命の尊厳』集英社新書，2009年。

次に代理出産は児童売買か，という問題がある。代理母は赤ちゃんを依頼者に渡しており，依頼者は代理母に金銭を渡しているという事実からみれば，人身売買であるという判断には根拠があるように思われる。しかし，それは出産時を「人」の存在の始まりとする現在の法律または倫理的立場のもとでの判断であり，親子関係は受け継いだ遺伝子によって決まるという見方をとれば，人身売買ではないという主張も成り立つ。ホストマザー型の場合は，依頼者夫婦に由来する受精卵を受け入れ，出産後に返す。その間，胚から赤ちゃんへと育つ存在はずっと依頼者夫婦の子どもであり，報酬はあくまでも代理母の労働や忍耐への補償にすぎないというわけである。

女性の身体の道具化

　代理出産をめぐる最大の争点は，それが「女性の身体の道具化」にあたるか否かという問題であろう。「道具化」という概念は，第5章で述べるように，もともとドイツの哲学者イマヌエル・カント（1724-1804）が，それぞれの人格の内にある人間性を「決してたんに手段としてのみ」用いてはならないと述べたことに端を発している。女性の身体を取引可能なモノとして扱うという意味で，「商品化」ともいわれる。依頼者や医療者，あっせん業者などが，代理母をたんなる「子どもを産む機械」として利用するために，契約し取引するならば，代理母の人権を侵害しているという考えである。

　代理出産が一般に「道具化」や「商品化」にあたるかどうかは意見が分かれる。2003年に米国での代理出産で双子を授かった向井亜紀氏は，次のように言う。

　　　代理出産に対する反対意見の中で一番よく聞くのが「女性の身体を出産の道具にしていいのか」ということだ。
　　　もちろん，そんなことをしていいわけがない。私自身，ホスト・マザー（代理母）の子宮を道具だなどと思ったこともないし，そんな扱いを

するつもりも絶対にない[10]。

　実際，心のこもった手紙のやり取りをし，子どもが生まれてからも代理母らを旅行に招待するなど，親しい関係を続けてきたという。このほか，2000年代の週刊誌には，"依頼者が大喜びすることで幸せな気分になる"，"妊娠中，大切にされることがうれしい"，"出産は普通のこと"，といった代理母の話が掲載された[11]。

　前節にも登場した根津八紘医師は，2001年に子宮摘出した姉のために妹が代理出産をおこなったことを発表した。また06年には，幼いころ腫瘍のため子宮を摘出した娘のために，母が代理出産したと発表し，「孫を代理出産」したケースとして話題になった。

　「身体の道具化」という批判に対する反論を要約すれば，次のようになる。出産のリスクは通常の場合とあまり変わらないはずであり，不妊に悩む人のために「尊い自己犠牲の精神」で代理出産を自ら引き受けた人に対して，第三者がとやかくいうべきではない。また代理母に対する感謝の念を忘れず，生まれた子にもそのことを小さいうちからいい聞かせるならば，代理母の身体を道具化しているとはいえない。

　これに対して，代理出産の禁止を主張する立場からは，まず出産一般のリスクが指摘される。日本の周産期医療は世界でもきわめて高い水準にあるが，それでも毎年40人ほどの妊婦が亡くなっている。日本学術会議が2008年にまとめた報告書によれば，正常な出産であっても「創部痛，血腫，感染症，痔，尿失禁，産後うつ病」など，「多彩な障害が起こることは珍しくない」。「心内膜炎，血栓症，産褥期心筋症，産褥期精神病など重篤な疾患が発症することもあり，妊娠・分娩がその後の生活に大きく影響する場合がある[12]」。

　不妊に悩む人が代理出産を依頼したり，リスクを覚悟でそれを引き受けた

10) 向井亜紀『プロポーズ——私たちの子どもを産んでください』マガジンハウス，2002年。
11) 柳原良江「仕立てられた女性身体——メディアに表れた代理母と依頼者」日比野由利・柳原良江編『テクノロジーとヘルスケア——女性身体へのポリティクス』生活書院，2011年。
12) 日本学術会議生殖補助医療の在り方検討委員会「対外報告　代理懐胎を中心とする生殖補助医療の課題——社会的合意に向けて」2008年。

りすることは，「自己決定権」に属するという主張もある。しかし同報告書によれば，「そのような『自己決定』が，果たして自己の十全な意思で，完全に自由な意思決定によってなされるかという問題がある」。依頼者の側も代理母の側も，上記のようなリスクとその重みを本当に理解したうえで決断できるのかに疑問があるというのである。「子の引渡しの際の代理懐胎者の喪失感，両当事者の心理的葛藤」を，あらかじめ十分に予測することは難しい。さらに「『家』を重視する傾向のある現在の我が国では，（義）姉妹，親子間での代理懐胎において」は，引き受けるようにプレッシャーがかかる可能性もあると指摘される。

　この報告書は，代理母の道具化や商品化のリスク，子の福祉を害する可能性などを指摘しながらも，慎重なプロセスを経た臨床試験として，無償の代理出産を試行的に実施する可能性に道を残している。また代理出産の容認派は，姉妹間や親子間などでの無償の代理出産であれば，少なくとも「商品化」にはあたらないと主張している。しかし「無償」であれば「道具化」にはあたらないと断定できるのだろうか？

　女性の身体の「道具化」とは，出産には重大なリスクがあるというだけの問題ではない。同報告書によれば，代理出産にともなう心身の負担とリスクは，「単なる所有物の貸借や通常の労働とは根本的に異なる」。たとえばレーシングカーのドライバーには，妊娠・出産と同等以上の高いリスクがあるだろう。しかしそうした仕事と大きく違うのは，妊娠・出産が女性の身心その・・・・ものにきわめて深い影響を及ぼすという点である。妊娠すれば多くの人がつ・わりに苦しみ，食べ物の嗜好が変わったり，妊娠初期の生理的な変化によって精神的に不安定になったりする。妊娠期間を通じて，胎児をはぐくみ出産後に赤ちゃんの世話をするための身体的・精神的な変化が表れる。「産後うつ」がかかわっていると思われる自殺は，産後1年以内の女性の死因のトップだという。妊娠・出産は，身体と心の両面にわたって，〈その人そのもの〉であるような核心的な部分に，根本的な変化をもたらすような経験である。このように人間性の深い部分に対する大きな影響を認めるならば，無償かつ善意による代理出産であっても，「道具化」にはあたらないとみなすことは

難しくなる。

このほか，次節でみるAIDの場合と同様，代理出産により生まれたことを知った子どもの苦悩についても考えなければならない。また以下で触れるタイの事例のように，障害や何か依頼者のイメージに合わない特徴のある子が生まれた場合に，依頼者から受け取りを拒否され，子どもが「宙ぶらりん」になるリスクなど，「子の福祉」を害する可能性もある。

発展途上国における代理出産

その後，海外での代理出産をめぐるトラブルに関する報告によって，われわれは代理出産によって生まれる子どもの立場の不安定さについて，考えさせられることになった。インドで起きた2008年の事例と，14年に発覚したタイでの事例である。

2008年8月，日本人男性がインド人女性に代理出産を依頼して生まれた女児が，旅券の発給を受けられないために出国できずにいると報道された。その男性が代理出産を依頼した時点では妻がいたが，妻の卵子ではなく提供された第三者の卵子とその男性の精子が使用された。それが出産のひと月前，依頼者夫婦が離婚し，インドの法律では人身売買防止のため単身男性は養子をとれないとされており，女児の出国は認可されないのだという（その後，女児は亡命者の扱いで入国が許可された）。

また2014年，当時24歳の日本人実業家男性が，タイで自らの精子と提供卵子を用いた代理出産を依頼し，すでに少なくとも15人の子どもが生まれていたというニュースが注目を浴びた。さらにタイでは，代理出産で生まれたダウン症の子が，オーストラリア人の依頼者夫婦に引き取りを拒否されていると報じられた。

向井亜紀氏の事例や2000年代前半の報道では，子を育てる強い意志をもった依頼者のイメージが強調されたが，2000年代後半以降の報道では，子を育てるための安定したパートナー関係をもたない依頼者の存在が明るみに出た。12年には，インドで代理母が妊娠8か月で合併症に陥り，子どもは帝王切開で生まれたものの代理母が死亡するという事件が起こった。こうした事

態を受けてインドでは13年，タイでは15年に，外国人による代理出産の依頼と子の出国に関する規制が強化された。しかし闇市場が存在し，ひそかに代理出産がおこなわれているという。

発展途上国における代理母の搾取の問題に触れておこう。米国などに比べて格段に安いとはいえ，数十万円の報酬は現地の貧困層の数年分の収入にあたる。代理出産は，貧しい女性たちにとって貧困を脱するほぼ唯一の手段であり，身体の商品化を防ぐという理由で規制し，あるいは無償のものだけを認めるのははたして妥当なのかという議論がある。

インドやタイなどを現地調査した社会学者の日比野由利は，以下のように記している。インドにおいて「代理出産をやるのは相当お金に困っている女性に限られるのだという。9カ月間にも及ぶ妊娠出産という負担を引き受けるのには，やはり大きな覚悟が必要である」。代理母たちは「異口同音に，『子どもがお腹の中で動くと自分の子どものように感じてしまう。今から子どもを渡すときに悲しい気持ちにならないよう心の準備をしている』と述べていた」。彼女たちにとって報酬はたしかに高額だが，「大都市ムンバイでは，屋根も葺いていない，スラムにあるみすぼらしい家を買うのがせいぜいだという」。それを元手に商売をするなどして豊かな生活を手に入れる人は少なく，多くの人はしばらくすると使い果たしてしまう。ある関係者は，「代理出産で子どもを得た依頼者の人生は変わるが，代理母の人生は変わらない」と語っていた[13]。

代理出産による身体の商品化を防ぐことと，貧しい女性たちの状況をいかに改善すべきかということは区別して論じるべきだろう。一定の条件のもとで無償の代理出産を認める目的は，商業的代理出産を禁止し，代理母の心身への搾取を防ぐためである。そうしたルールをもうけても闇取引が横行するような場合，搾取の防止という目的は達せられない。それどころか，無償ならよいという考えで，実費弁償の名目が立つ程度に報酬を減らすとすれば，心身の搾取に加えて経済的な搾取を激化させることになる。つまり代理母の

---

13) 日比野由利『ルポ　生殖ビジネス──世界で「出産」はどう商品化されているか』朝日新聞出版，2015年。

保護および貧困の改善という目的に近づくためには，身体の商品化を禁止するだけでなく，社会・経済的状況に応じた取り組みが必要なのである。

　日本からアジア各国へ，秘密裏に「安い」代理出産を求めて旅立ってゆく人が後を絶たないという。自分たちの子どもがほしいという強烈な願望と，現地の人にとっては「大金」となる金銭を渡す用意がある人たちだ。しかし，そこには代理母の心身の搾取や子どもの身分が不安定になるリスク，告知の問題などがある。カップルで海外に渡り，そこで出産したと称して代理出産で得た子を連れ帰れば，その事実を入国や戸籍登録の時点で明らかにするのは難しい。これを規制するには，国際的な枠組みが必要である。

4．AIDで生まれるということ

　最後に提供精子を用いた生殖技術について考えよう。カップルの男性の精子の状態が悪く，どうしてもその人の精子で受精できない場合に，第三者から提供された精子を用いて人工授精がおこなわれる場合がある。こうした人工授精（artificial insemination）は，夫（husband）の精子を用いる場合にはAIH，提供者（donor）の精子を用いる場合にはAIDと略されることが多い。AIDは日本国内でも1948年からおこなわれており，これまでに生まれた子どもは1万人とも2万人ともいわれているが，はっきりとはわかっていない。多くは医学部生のボランティアが匿名で精子を提供したケースだが，夫の親族などから提供を受けた場合もある。近年までほとんどの医療機関は，提供を受けるカップルに対して，その事実を秘密にするように指導してきており，カップルもこれを守って子どもに告げていないケースが多いとみられる。

　しかし近年になって，こうした秘密主義が重大な苦悩を生み出すケースが決して少なくないことが明らかになってきた。AIDによって生まれた当事者の声を聞いてみよう。

　石塚幸子さんは，物心ついたころから父が病気であるらしいことを知っていたが，それが「筋ジストロフィー」という病名であることは高校生のころ

に知ったという。その病気が遺伝性であることを知ったとき，母からは男の人にしか遺伝しない病気だといわれた。ところが23歳のとき，父の正確な病名を知ると，じつは男女にかかわらず50％の確率で発症するタイプのものだったという。そのことで悩む様子を見ていた母親から「大事な話がある」といわれ，彼女がAIDで生まれた子どもであることが伝えられた。病気が遺伝していないことには安堵（あんど）したが，その後たいへんに悩んだという。

> 自分が父とは血がつながっていなかったという事実はとてもショックで，しかしそれ以上にその事実をこれまで隠されてきたことが辛いことでした。〔……〕このときとても強く感じたことは，それまでの自分の人生がすべて親の嘘の上に成り立っていたものなのではないかということです。[14)]

このとき石塚さんは，「夜うまく寝ることができない，食事がのどを通らない，一人になると涙が止まらない」ような状態だったという。それまで自分だと思っていたものが崩壊する経験は，〈アイデンティティの喪失〉という言葉で表される。隠されてきた期間が長ければ長いほど，その衝撃は大きい。

「血のつながり」よりも，これまで長いあいだ育ててきてもらった親との関係性を重視すべきだという意見もある。実は石塚さんも同意見であり，母や，今は亡き父との関係性を大切に考えている。しかしそれでも，「自分がどのようにして生まれたのか，誰と血がつながっているのかということは私にとってはとても大切なことなのに，その大切なことを親に隠されていたということがとても辛いことでした」と語る。

石塚さんは「私は自分の提供者となった人に会いたいと思っています」という。しかし提供者と親子関係を結びたいわけではない。「そこに『人』という存在が確かにあったということを私は確かめたい」のだと。

---

14) 非配偶者間人工授精で生まれた人の自助グループ・長沖暁子編著『AIDで生まれるということ――精子提供で生まれた子どもたちの声』萬書房，2014年。

AIDで生まれた当事者たちは,「出自を知る権利」を主張している。「出自」とは, 自分がどのようにして生まれてきたのか, 自分のルーツは誰に発しているのかということである。出自を知る権利は, 1984年にスウェーデンではじめて法的に認められ, その後, オーストラリアのヴィクトリア州, オーストリア, スイス, イギリスなどで認められてきている。1989年に採択された子どもの権利条約には, 子どもは「できる限りその父母を知りかつその父母によって養育される権利を有する」と書かれている。

　アイデンティティの問題のほか, 提供者の遺伝情報がわからないことが, 当事者に大きな苦しみをもたらす場合がある。たとえば鳰灯子さん（仮名）は, 原因のひとつに遺伝があげられる難病を発症したが, AIDで生まれたため問診票に「父」の病歴を書くことができないこともあって受診が遅れたという。検査数値の異常や不自然なしびれに悩まされるだけでなく, 自分の子どもに, この事実を伝えなければならないことに苦しんでいる。「これから子どもたちは, 事実を知ることで苦しむでしょう。AIDだけでも迷惑な話なのに『おまけ』つきなのですから」。

精子不足は「問題」か？

　以上のような当事者の訴えが, だんだんと社会に浸透し, 最近では精子提供の候補者に対して, 出自を知る権利についての説明がおこなわれるようになってきている。しかし, そこに新たな困難も発生している。『朝日新聞』の記事によれば, 国内の実施件数の約半数がおこなわれる慶應大学病院で,「17年6月, 生まれた子が情報開示を求める訴えを起こし, 裁判所から開示を命じられると公表の可能性がある旨を同意書に記した」。すると新たなドナーが確保できなくなり, 18年8月からは提供を希望する夫婦の新規受け入れを中止したという。同院では16年に1952件行われていたAIDが, 18年には1001件と約4割減少したとされる。

　出自を知る権利を保障すれば, 提供者が減少し, AIDの実施が難しくなる。

15)「他人の精子使う人工授精, 4割減　慶応大学の『AID』」『朝日新聞』2019年4月3日。

このことをどう考えるべきだろうか。

　そもそも精子を提供してきた医学部生たちは，自分の精子によって子どもが生まれるということや，その子が自分に会うことを望むかもしれないということについて，十分に考える機会を与えられずに，わずかな金と引き換えに精子を提供してきた。それが出自を知る権利についての説明も受けるようになり，匿名性が保証されないとなれば，提供者がいなくなるのも当然だろう。今後は，上述のようなAIDの現状を知り，子どもが望むなら会ってもよいと思える人だけが，提供者になるべきであろう。出自を知る権利を認めたニュージーランドでは，すでに子どもをもち，配偶者の同意も得た人が提供者になっているという。

AIDで生まれたことを子に知らせるべきか？

　AIDで生まれた人のなかには，なぜ親がそのことをひた隠しにしなければならなかったのか，（親が満足に答えてくれないので）自問自答している人が少なくない。

　木野恵美さん（仮名）は，母がAIDをするに至った背景に思いをめぐらせ，次のように書いている。「50年前といえば，まだまだ，結婚は"両性の合意に基づくもの"ではなく，女性は男性の"家"を継承するための"道具"として扱われ，『三年　子無きは去れ』といわれたような時代です」。母はそうした圧力に追い詰められ，しかも「不妊の原因が父であることを表に出せず〔……〕医者から『秘密にすれば問題はない。子どもを持てる』とAIDを勧められれば，母にとって"唯一の救い"以外の何者でもなく，飛びついたのだろうと想像できます」。

　男性の不妊は，女性のそれよりもさらに「恥ずかしい」もの，絶対に隠すべきものと捉えられているという。また，子どもに血のつながった父だと思い込ませることによってしか，安定した家族を築けないと信じられているふしもある。しかしAIDで生まれたことを知った当事者の多くは，それを知る前から何か隠しごとがあると感じており，そのため家族関係に悪影響があったと捉えている。親は子どもを傷つけることを恐れ，事実を心にしまってい

るが，子どもの感性は親の重圧を察知してしまうほどに鋭敏である。

　イギリスでは出自を知る権利が法的に認められたが，実際に子どもに事実を伝えるかどうかは親の意思にゆだねられている。当地の状況を調査した社会学者の才村眞理は，AIDなどによって生まれた子どもたちへの告知を考えるワークショップの様子を報告している。そのとき27歳で，13歳で告知されたルイーズは，「不安定になり，大きなショックを受けた」と答えている。昨年知った22歳のエルスペスは，「ショックで混乱し両親への怒りが湧いた」と発言。これに対し，「小さいとき」に知った13歳のピーターは，「自然に受け止めている。問題ではない」と語った。当時22歳で「とても小さいとき」に知ったザナーは，「問題ない。格好いいこと」だといったという。このように，できるだけ小さいうちから告知を受けることが当事者の心理にとって重要だとされる。[16]

　才村は，「不妊夫婦の恥の概念からの脱却が必要である。それには，この医療技術を選択した自分に自信をもつことが必要で，まず自身の不妊を受容し，障害受容のように，不妊の事実を受け止め，それを乗り越える必要がある」と結論づけている。また「『子を持たなければ人間ではない，家庭ではない』という一辺倒の考えから脱却すると，養子の選択や子のない人生も選択できる視点が持てる」と述べる。

　人生や家族の多様性について柔軟に考える力は，不妊の問題に直面した人びとにとって大きな助けになる。しかし個人化した現代社会では，誰にも相談できず，ひとりで悩んでいる人が多い。今後，自助グループによる互助や心理職による援助がますます重要となるだろう。

　この章では，いわゆる不妊治療から，第三者の精子・卵子・身体を利用した生殖医療までをめぐる倫理的諸問題についてみてきた。生殖技術が発展すれば，子どもをもちたいというカップルの望みがかなえられ，人びとに幸せをもたらすと従来は考えられてきた。しかし，実際に不妊治療を受ける人び

---

16) 才村眞理「生殖技術により生まれた子どもの出自を知る権利」大阪府立大学女性学研究センター「女性学講演会」17，2014年（http://hdl.handle.net/10466/14528 最終閲覧日2023年2月6日）。

と，卵子や精子の提供者，代理母，それらの技術によって生まれてきた当事者などの話に耳を傾けると，さまざまな負担や苦痛，悩みなども同時に生み出されてきたことがわかる。生殖技術を人間的なものにするには，それぞれの立場に配慮した丹念な議論を続けてゆくしかないだろう。

●考えてみよう

- 不妊の悩み，また不妊治療による身体的・心理的・経済的な負担を軽減するには，どうしたらよいかについて考えてみよう。

- 卵子提供や代理出産が，「女性の身体の道具化」にあたるかどうかについて議論しよう。

- もしあなたがAIDで生まれた可能性があるとしたら，事実を知りたいと思うだろうか？　また，AIDで生まれた事実を知った当事者たちが，深い苦悩を抱えてしまうのはなぜだろうか？

（小椋宗一郎）

第3章

脳死と臓器移植

　この章のテーマは「脳死」と「臓器移植」である。これら二つの言葉は「脳死臓器移植」というようにセットで用いられているが，実は最初からそのようにセットで使われていたわけではない。いったいどのような過程で二つの言葉は結びつけられたのだろうか。第3章ではこの「脳死」と「臓器移植」が「脳死臓器移植」というかたちで使われるようになった経緯にも目を向けたうえで，現在の「脳死臓器移植」の抱えている問題点を考えていく。

1. 救世主きょうだいと臓器移植

　臓器移植というテーマの導入として，映画『私の中のあなた』（2006年）についての説明から始めたい。この映画では白血病を患うケイトとその妹のアナを中心に，病気の子どもを支える家族の苦悩や葛藤が描かれている。映画は11歳になったアナが自ら弁護士を雇って両親を裁判で訴えるところから始まる。アナは物心のつく前から両親の判断で自分の白血球や骨髄などを病気の姉に提供していたが，それにもかかわらずケイトの白血病はなかなか完治しなかった。しかもケイトは白血病の治療を続けるなかで，体内に蓄積した老廃物を排出する腎臓も機能不全になってしまったため，その腎不全の対応にも迫られていた。そこで両親はアナの二つある腎臓のひとつをケイトに提供することを検討するのだが，アナはそのような状況に至ったことで「もう姉のために自分の体を犠牲にしたくない，自分の体は自分で守る」と決心して，両親を訴える裁判を起こしたのであった。
　アナの起こした裁判の行方やケイトの治療に関する話の続きについては，

ぜひこの映画を実際に見て確かめてもらいたい。ただ，ここで注意してほしいのは，アナとケイトがたまたま免疫の型が合致していたから移植可能だっわけではなかったという点だ。実はアナは，白血病のケイトを救うという両親の明確な目的のもとに選ばれて誕生した特別な存在だったのである。このアナのように，病気の兄姉を救う目的で誕生する弟妹のことを救世主きょうだい（Saviour Sibling）という。

救世主きょうだい問題の核心

　ケイトは幼いころに白血病であることがわかり，すぐに骨髄移植等の根本的な治療をおこなう必要があった。骨髄移植をおこなう場合，免疫の型を表すHLA（ヒト白血球型抗原）が合致している人から提供される必要があるが，きょうだい間であれば4分の1の確率で合致するといわれているHLAは，ケイトのケースでは兄のジェシーも含めて家族の誰とも一致しなかった。それゆえケイトの病気を治すためには，彼女に骨髄移植することのできる提供者が現れるのを待つほかなかったのだが，苦悩する両親に対して主治医のチャンス医師は次のような提案をした。それは，体外受精させた受精卵の段階でケイトのHLAと適合する受精卵かどうかを調べることはできるので（このような着床前診断の詳細については第2章参照），もうひとり子どもを望んでいるのであれば，ケイトのHLAと適合する受精卵を選んで子どもを出産し，その生まれてきた子の臍帯血（赤ちゃんのへその緒や母親の胎盤に残った血液）を使って白血病の治療を試みてはどうかという内容であった。たしかに臍帯血には健康な血液のもととなる造血幹細胞が存在しているため，臍帯血移植は正常な血液をつくることができなくなっている白血病の治療としても大きな効果を期待できる。しかも，もうひとり望んでいた子どもを授かるとなれば，こんなすばらしい方法はほかにないだろう。そのようにチャンス医師の提案を受けとめた両親は，ケイトの白血病の治療のために救世主きょうだいを誕生させる決意を固めたのだった。

　だが，アナは両親が望んだとおり無事に生まれてきたものの，アナから臍帯血移植をおこなってもケイトの白血病は完治しなかった。しかもアナは，

ケイトとHLAが一致しているという理由から，その後ケイトが発症したさまざまな病気の治療のために，血液などの体の一部を姉に提供しつづけるスペアパーツのような人生を送ることになってしまったのである。

　このようなかたちでアナを誕生させた両親に対しては憤りを感じる人も少なくないだろう。だが驚くことに，この映画の原作にあたる小説は実在する姉妹がモデルになっている。また実際のところ救世主きょうだいを誕生させることはアメリカでは2000年から認められており，当初は禁止していたイギリスも，アメリカに渡って救世主きょうだいの選択をするカップルが後を絶たない状況になったため，子どもが血液の病気を抱えている場合に限定されてはいるものの，2008年から救世主きょうだいの誕生を認めている。

　救世主きょうだいは，親が自分たちの望む受精卵を選択して子どもを産むことから「いのちの選別」という倫理的問題があるだけでなく，まさしく映画のアナがそうであったように，きょうだいのどちらか一方が移植を必要とする不測の事態に陥った場合，もう一方が常に臓器を提供するかどうかという究極の選択を迫られるという大きな問題を抱えている。そして後者の問題は，決して救世主きょうだいという特殊な家族間にのみかかわるものではなく，臓器移植医療それ自体が構造的に抱えている問題でもあるのだ。

　そのことは自分の身に置き換えて考えてみれば明らかだろう。家族の誰かが移植を必要とする状況で，自分の臓器をその家族に提供するかどうかについて即答できるだろうか。たとえ医師から二つある腎臓をひとつ失っても命を落とすことはないといわれても，将来の体への影響から提供に不安をまったく感じない人はいないだろう。また反対に自分が移植の必要な重篤な状況になった場合，親やきょうだいが臓器を提供すると提案してくれたとしても，心の底から提供してほしいと思えるだろうか。とくに親の場合は子どものためであれば臓器を提供してもかまわないと考えるかもしれないが，何の病気でもない人の体にメスを入れて将来の健康を脅かすかもしれないので，臓器を提供してもらう側も素直に喜べないだろう。また，このような問題は当事者間で決めることなのだからやりたくなければやらなければいい，そう思う人もいるかもしれないが，断る場合もそれはそれで精神的な葛藤や負担

を抱え込むことになってしまう。

　以上のことが示しているのは，多くの医療行為が医師と患者との一対一の関係でのみ成立しているのに対して，移植医療はレシピエント（臓器移植を必要とする人）とドナー（臓器を提供する人）の双方が存在してはじめて成立する，特殊な医療行為だということである。つまり，レシピエントを救う臓器移植はドナーという第三者の存在があってはじめて成り立つからこそ，非常に難しい問題を抱えているのである（このほかの医師と患者以外の第三者がかかわる医療行為である「精子提供」や「卵子提供」については第2章参照）。

臓器移植とは

　そもそも臓器の移植にかかわる医療行為は，「人工臓器」，「異種間移植」，「同種間移植」の三つに大別される。まず「人工臓器」とは臓器の機能を有する代替物として人工的につくられたものを指していて，腎臓の機能が失われた場合におこなわれる人工透析の装置など「体の外部に置かれてその機能を発揮するもの」と，人工水晶体などのように「体に直接埋め込まれて自身の失われた機能を代替しているもの」がある。

　そして，人間以外の動物の臓器を移植する「異種間移植」については，実はその歴史は古く，1906年にフランスでおこなわれた世界初の臓器移植も，腎不全の患者の肘にブタやヤギの腎臓を移植するという「異種間移植」であった[1]。ただし，この最初のケースは移植箇所が壊死を起こしたため数日後に除去されている。その後もチンパンジーやヒヒの心臓を移植することも試みられたが，そもそもこの「異種間移植」は，人間と動物とでは臓器の大きさが異なるという問題や，動物由来のウィルスに感染するリスクがあり，最近アメリカで遺伝子操作されたブタの心臓を使った移植手術がおこなわれて話題になったものの[2]，まだまだ多くの問題を抱えている（この手術を受けた患者は2か月後に容体が悪化して亡くなっている）。

　こうした動物由来の臓器を移植する「異種間移植」に対して「同種間移植」

---

1) 小松美彦『脳死・臓器移植の本当の話』PHP新書，2004年。
2) 時事通信「豚の心臓，人間に移植　成功と発表　米メリーランド大」2022年1月11日。

は人間の臓器を用いた移植医療である。そして「同種間移植」には、「生体移植」、「死体移植」、「脳死と診断された人からの移植」（「脳死臓器移植」）の三つの臓器移植が存在する。

　まず「生体移植」は、腎臓など人間の体に二つ存在していてそのうちひとつだけであっても機能することのできる臓器や、肝臓、肺、小腸などその一部を切除してレシピエントに提供しても正常に機能するような臓器の移植を指している。映画『私の中のあなた』のなかでアナがケイトに腎臓のひとつを提供するかどうかが問題になっていたが、まさしくそれが「生体移植」である。いずれにせよこの移植医療の場合、提供可能な臓器は限定されている。

　次に「死体移植」だが、これは心臓も呼吸も止まって死亡が確認された人から提供される臓器の移植を指している。ただし、心臓が完全に停止した後で提供可能な臓器も角膜組織や腎臓などの一部のものに限られている。

　これら二つの移植医療に対して「脳死臓器移植」とは、脳が不可逆的にその機能を停止しているとされる、いわゆる「脳死」と診断された患者の臓器をレシピエントへ移植することを指す。脳死患者の場合、人工呼吸器などの生命維持装置によって脳以外の機能については生命の状態を保っているため、基本的にはすべての臓器が生きた臓器としてレシピエントに移植可能と考えられている。そして日本でも1997年から、「脳死臓器移植」が可能になっている。

　「脳死臓器移植」について倫理学者の森岡正博は「脳死の人からの臓器移植には、説得力に強い少数の肯定面（光）と、慎重に検討すべき多数の問題点（影）[3]」があると述べている。脳死患者からの臓器移植に関する強い肯定面、すなわちその光の部分とは、「脳死臓器移植」によって病気が治る人たちがいるという点だろう。けれども森岡が指摘しているように、「脳死臓器移植」には「慎重に検討すべき多数の問題点」である影の部分も存在している。

　日本では「臓器移植法」の成立以前に、さまざまな識者によって「臓器移

3）森岡正博『脳死の人——生命学の視点から』福武文庫、1991年。

植」の影の部分について，とりわけ「脳死」をめぐる問題点について，多くの議論が費やされた。だが，「臓器移植法」の施行からすでに20年以上が経過し，その間に実施された法改定も移植がよりおこないやすい環境を整えることに傾注する内容であったため，現在はそうした「臓器移植法」成立以前の議論は完全に忘れ去られてしまった感がある。

　ただ，「脳死臓器移植」の影の部分にあたる「脳死」をめぐる問題についてはもう少し後で考えることにして，続く考察では臓器移植の歴史をさかのぼることで，「脳死」と「臓器移植」が結びつけられた背景に何があったのかをみていくことにしよう。

２．臓器移植の歴史

移植医療黎明期と移植をめぐる二つの問題

　病気になってしまった体の一部を他の健康な部分で補おうとする考えは古くから存在していて，紀元前６世紀ころにはインドで皮膚の自家移植のようなことがおこなわれていたことも知られている[4]。しかし人間の臓器を移植することについては，20世紀に入って血管縫合術の技術が確立されて以降の話になる。そして先ほども指摘したように，最初の臓器移植として動物の臓器を使用した「異種間移植」が試みられたのだが，当時は体内への異物混入に反応する免疫系のはたらきが明らかになっておらず，どの移植も成功に至ることはなかった。そうした免疫系のメカニズムが明らかになったのはだいたい1940年代に入ってからで，45年にはのちにノーベル生理学・医学賞を受賞したジョセフ・マレーが，心停止後のドナーから摘出した腎臓の移植手術を試みている。

　マレーは，人間同士の臓器移植の試みのなかでも最初の成功例といわれている，1956年にハーバード大学でおこなわれた腎臓移植手術も執刀している。

---

4) 香川知晶『命は誰のものか　増補改訂版』ディスカヴァー・トゥエンティワン，2021年。

このケースが最初の成功例として評価されているのは，レシピエントが３か月以上生きたケースが全体の１割にも満たなかった時代に，手術後８年間もレシピエントが生存したからである。マレーは，臓器移植の抱えている技術的な問題点が「移植してもレシピエントの体に大きな拒絶反応が生じてしまうこと」と「移植手術に時間がかかりすぎて臓器がそのはたらきを喪失してしまうこと」の二点にあると気づいていた。そして56年のケースでは，拒絶反応を抑制することができる一卵性双生児間で生体腎移植をおこなうことによって成功に至ったのである。

　臓器移植の抱える拒絶反応の問題については1960年代にアザチオプリンという免疫抑制剤やステロイドホルモン剤が開発され，それにともなって移植件数も増加していった。しかし，これらの薬はその副作用も非常に強かったため，臓器移植が命を救う医療として確立するには，拒絶反応のみを抑える免疫抑制剤が登場する80年代まで待たねばならなかった。

「デッド・ドナー・ルール」と「脳死」概念の発明

　また臓器移植のもうひとつの問題，すなわち移植医療に時間がかかりすぎて臓器がその動きを喪失してしまうという問題は，生きて活動している臓器が求められているということでもある。だが，臓器を摘出したことで命を落とすことになれば殺人になってしまうので，そのような事態だけは絶対に避けなければならない。こうした要請は「デッド・ドナー・ルール」と呼ばれているが，この暗黙のルールは1967年に世界ではじめての心臓移植手術が南アフリカでおこなわれて心臓移植の扉が開かれたことで，移植医療の避けて通れない問題となった。というのも，心臓移植を成功させるためにはどうしても生きて活動している心臓が必要になるが，心臓を人の体から取り出すことは「デッド・ドナー・ルール」に反する行為であり，断じて認めがたいからである。つまり心臓移植のためのドナーは，何があっても亡くなった状態でなければならない。そこで注目されたのが，ある患者たちの示す特異な症例とされていた不可逆的昏睡である。

　「超昏睡」や「深昏睡」ともいわれる不可逆的昏睡は，人工呼吸器が医療

現場に普及しはじめる1950年代に話題にのぼるようになった症例で，体は正常に機能しているのに，何らかの原因で脳が大きなダメージを負ったことで深い昏睡状態から脱することのない患者たちの状態を指していた。もちろん当初は，たとえ深い昏睡状態にあっても体は生きているので死んでいると判断されることはなく，不可逆的昏睡は脳神経医学者たちの興味深い研究対象でしかなかった。

それが1966年にロンドンで開催された医療の国際シンポジウムで，ベルギーのある医師が頭部に大きな損傷を負いながらも心停止状態ではない9名の患者から，すなわち不可逆的昏睡の患者から臓器移植をおこなっていたことを報告して大きな衝撃を与えた。その報告をしたベルギーの医師は「瞳孔の散大」，「無反射」，「自発呼吸の停止」，「血圧低下」，「平坦脳波」という五つの条件をクリアすれば，そのような患者を移植のためのドナーとして扱ってもかまわないという独自のルールを設定していたことを明かしたのだった。このシンポジウムの参加者の多くは，患者の心臓が動いているかぎり死んでいると判断することはできないと考えたが，56年に腎移植を成功させていたハーバード大学のマレーは，このベルギーの医師の報告を聞いて賛意を示したという。

そして1968年に，マレーも議論に参加した委員会が打ち出した脳死判定に関する報告，いわゆる「ハーバード基準」が「不可逆的昏睡の定義」というタイトルの論文で発表されている。「ハーバード基準」では，先ほど触れたベルギーの医師の脳死判定の項目がおおむね引き継がれていて，「外的刺激への無反応」，「運動や呼吸の欠如」，「無反射」，「平坦脳波」の4条件が不可逆的昏睡を判定する際の基準として位置づけられている。しかもこのような基準を「死の新たな判定基準」とすることも提案されていた。この委員会の論文では「脳死」という言葉は登場していないが，「ハーバード基準」は不可逆的昏睡を人の死として，すなわち脳死として把握することをはじめて示したのであった。

以上のように，もともとは不可逆的昏睡と臓器移植とのあいだに直接のつながりは何もなかったのである。それが，生きて機能している臓器を確保す

るにはどうすればいいかという問題から，不可逆的昏睡という「目を覚まさ
ないほど深く眠っているが体は生きている状態」が「体は生きているが脳は
死んでいる状態」という脳死として捉え直されたのであった。すなわち脳死
という言葉は，「デッド・ドナー・ルール」に反することなく不可逆的昏睡
の患者から臓器の摘出を可能にするために発明されたものなのである。そし
て移植医療は，「生体移植」でも「死体移植」でもなく，「脳死臓器移植」を
中心に進められていくことになっていった。

3. 日本の「臓器移植法」と臓器移植の現状

「臓器移植法」成立まで

　では日本の移植医療はどのような歩みをたどってきたのだろうか。日本で
も腎臓などの「生体移植」については1950年代ころからおこなわれており，
60年代にはその数も徐々に増えていって，65年には日本移植学会が設立され
ている。しかも68年には，まだ脳死や臓器移植に関する法律が何も整備され
ていない状況のなかで，札幌医科大学の医療チームによる日本ではじめての
「脳死臓器移植」が実施されている。これがいわゆる「和田心臓移植事件」
である。

　この心臓移植手術は，レシピエントが手術からわずか83日で亡くなったこ
とで執刀した医師に疑惑の目が向けられることになり，最終的には不起訴に
終わったものの，真相がすべて明らかにされたとはいいがたい状況だった。
そのためマスコミが，この移植手術について大きく取り上げ騒動となり，国
民の多くは「脳死臓器移植」に対して強い不信感を抱くようになってしまっ
た。そして先進国ではフランスが1976年に臓器移植に関する法律である通称
「カイヤヴェ法」を制定していた一方で，同時期の日本では臓器移植をめぐ
る法整備についての本格的な議論が進められることはなかった。

　しかし1980年代に入ってアメリカで臓器移植が医療として定着するように

和田心臓移植事件

　「和田心臓移植事件」とは，1968年8月8日に和田寿郎医師を中心とする札幌医科大学の医療チームがおこなった日本初の心臓移植手術とその一連の騒動のことを指している。札幌医大でおこなわれたこの手術は，前年に南アフリカで世界最初の心臓移植手術がおこなわれてから30例めの手術で，移植手術後は世紀の快挙として大きく取り上げられ，和田医師は一躍時の人となった。だが，手術から83日めにレシピエントが亡くなったことで，さまざまな疑惑が浮上し，世間も「脳死臓器移植」に強い不信感を抱くようになり，日本では「脳死臓器移植」に関する議論は大きく後退することになってしまった。

　この心臓移植手術では，水難事故で脳死状態と判断された21歳のドナーの心臓が，心臓弁膜症だった18歳のレシピエントに移植されている。3時間半もかかった大手術ののち，レシピエントは意識混濁の症状が表れていたが，20日後には病院の屋上を散歩するといった回復ぶりも示して，一時は一般病棟に移されている。しかし，10月にはふたたび意識混濁の症状が表れて，術後83日めに痰を喉につまらせたことによる急性呼吸不全で亡くなっている。

　レシピエントがあまりに早く亡くなったことで，医療チームに疑惑の目が向けられたが，それはドナーとレシピエント双方の対応に関する疑惑であった。まずドナーに対しては，脳波測定の記録の管理が不十分であったことから，脳波測定そのものへの疑いだけでなく，そもそもドナーが生きていたのではないかという疑惑を浮上させた。また，レシピエントの対応に関しても，移植を受けなければ助からないと考えられていたが，実はそうではなく，むしろ無理な心臓移植をおこなったことで死なせてしまったのではないかという疑義を生じさせた。

そのため和田医師は1968年と70年に殺人罪と業務上過失致死罪で告発されている。結局72年に不起訴処分となり，事件そのものは終結を迎えたが，残念ながらすべての真相が解明されたとはいいがたい状況だった。

なると，日本でも「脳死臓器移植」を可能にする立法化の動きが高まり，83年には当時の厚生省に諮問機関「生命と倫理に関する懇談会」が設置された。また同年，杏林大学の竹内一夫教授を班長にした「脳死に関する研究班」（以下「竹内班」）が発足して，そこで脳死判定基準の検討が進められていった。

そして「竹内班」は，発足から2年後の1985年に「深昏睡」，「自発呼吸の喪失」，「瞳孔散大・固定」，「脳幹反射の消失」，「平坦脳波」という5条件と，6時間経過後に変化のないことを確認するといういわゆる厚生省基準（竹内基準）を提出した。またここでは，脳死状態の医学的な判定基準を示しただけで，決して脳死を人の死として認めるものではないとも強調されていた。ただし，この厚生省基準については，いまだ解明されていない脳機能の停止を把握しようとする判定であって，これを認めてしまうと生きている人から心臓を摘出してしまう可能性が排除できないと指摘され，「竹内班」による報告書をベースとした立法化の動きは一時停滞することになる。

そのような状況のなか，1990年に首相の諮問機関「臨時脳死及び臓器移植調査会」が設置され，脳死を人の死と認めたうえで厚生省基準にもとづく臓器移植を進めるべきとする報告書を92年に提出したことで，ふたたび立法化の動きが活発となる。その後，94年に国会に提出された最初の「脳死臓器移植」に関する法案は96年に廃案となるが，同年に新たな法案が提出されて，97年10月16日に「臓器の移植に関する法律」（以下「臓器移植法」）が施行された。

「臓器移植法」の成立と「改定臓器移植法」

1997年に施行された「臓器移植法」では，ドナー本人の臓器提供の意思が尊重されて，脳死判定や臓器摘出が実施されるのは，本人が書面などで臓器提供への明確な意思を示している場合に限られていた。またそのことと関連

して，ドナーになれる年齢についても，民法で遺言状の効力が認められる15歳以上に限定されていた。加えて「臓器移植法」は，ドナーの明確な提供意思を必要とするだけでなく，最終的に家族の承諾が得られなければ臓器摘出も実施されないという非常に厳しい条件がもうけられていた。

　以上のように「臓器提供をおこなうにはドナーの同意と家族の承諾の両方が必要」で，「臓器提供は15歳以上のドナーに限定される」という点に「臓器移植法」の特徴が表れているが，こうした厳格な移植条件も影響して，法律施行後の最初の2年間のドナー数は0人，その後もドナー数は一桁台にとどまり，施行から10年たってもわずか十数名のドナーからしか臓器提供はおこなわれなかった（図1）。

　ただ，もともと「臓器移植法」は施行から3年を目途として内容を見直すことも盛り込まれていたため，成立直後から厚生省を中心に改定の準備が進められていた。しかもその改定作業は最初から臓器提供不足の問題を解消するために，つまり現行の基準を緩和するという方向性で進められた。

　「臓器移植法」の厳しい移植基準を緩和するためにとりわけ強調されたの

図1　日本における脳死下ドナー数の推移

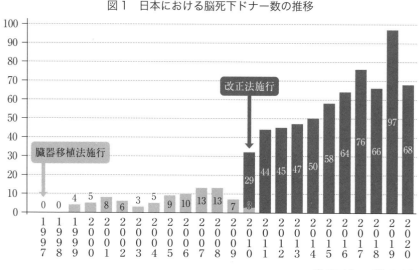

出所）日本移植学会ファクトブック2021（http://www.asas.or.jp/jst/pdf/factbook/factbook2021.pdf）。

が，子どもの臓器移植をめぐる問題である。実際「臓器移植法」が施行されたことによって日本でも「脳死臓器移植」が可能になったとはいえ，ドナーになれる年齢は15歳以上に限定されていた。そのため，臓器移植を待つ幼いレシピエントは海外での移植を期待する以外に選択肢はなかった。大人の臓器は大きさの問題などから，病気の子どもに移植することはできない。それゆえ，「臓器移植法」の改定案では，脳死状態の子どもからの臓器提供をできるようにするため，本人の同意がなくても家族の承諾だけで臓器提供を可能にする法案が提示された。その後，法案に対して慎重派からの対案が示されたものの，十分な議論は国会でなされないまま「臓器の移植に関する法律の一部を改定する法律」（2009年，以下「改定臓器移植法」）が成立し，翌年施行された。そのように結論を急がせた背景には，08年に国際移植学会により採択された，移植ツーリズムを禁止して自国での臓器移植の推進を訴える「臓器取引と移植ツーリズムに関するイスタンブール宣言」の影響があったと考えられる。実際に海外では貧困を背景にした臓器の売買がおこなわれている実態もあるからだ。

「改定臓器移植法」における主な変更点については三つ指摘することができる。ひとつめは，すでに指摘したように「15歳以下の子どもの臓器移植が日本で可能になったという点」，二つめは，そのような子どもの臓器移植を可能にするために「本人の提供意思が不明確であっても家族の承諾のみで移植をできるようにしたという点」，そして三つめは，臓器不足の問題を解消するという名目のもと「親族への臓器の優先提供の意思表明を認めた点」である。このようにドナー本人の同意と家族の承諾の両方が揃わないと臓器提供がおこなわれなかった最初の「臓器移植法」から，「改定臓器移植法」では家族の同意のみで臓器摘出が可能になったことにより，ドナー数や移植件数は改定前と比べて大幅に増加している。

日本と諸外国の臓器移植の現状

ただし，「改定臓器移植法」以降にドナー数や移植数が増えたとはいっても，諸外国の臓器移植の現状と比べると，日本の移植医療の実施数はかなり

少ない状況にある（図2）。たとえば，アメリカでは人口100万にあたりのド
ナー数は41.88人なのに対して，日本はわずか0.62人である。アメリカと日
本の人口の違いを考慮しても，また日本の医療水準を考えても，このような
大きな開きがあることについて納得のできる理由はなかなか思いあたらない
だろう。そう考えると，日本人の多くは臓器移植医療に何かはっきりと言葉
にはできない違和感を感じているのではないだろうか。

　また，移植数に大きな開きがあるのはアメリカだけではない。日本では脳
死下における移植を可能にする法律の整備が諸外国と比べて大幅に遅れたと
はいえ，近年の状況をみてもヨーロッパの多くの国では日本の数十倍もの臓
器移植手術がおこなわれている。また同じアジアの韓国と比べてみても，日
本の移植数はやはりかなり少ない状況にある。

　日本人の多くが感じているかもしれない臓器移植への漠然とした違和感。
そこに関係しているのは間違いなく脳死の問題であろう。そこで次節では，
脳死をめぐる問題についてみていくことにしよう。

図2　世界の臓器提供数（100万人当たりのドナー数）

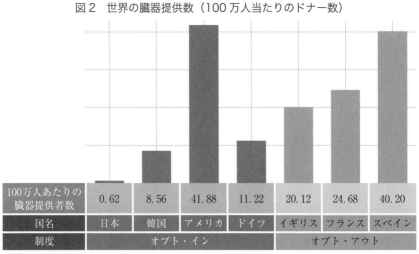

100万人あたりの臓器提供者数	0.62	8.56	41.88	11.22	20.12	24.68	40.20
国名	日本	韓国	アメリカ	ドイツ	イギリス	フランス	スペイン
制度	オプト・イン				オプト・アウト		

出所）日本臓器移植ネットワークホームページ（https://www.jotnw.or.jp/explanation/07/06/）；IRODaT
（DTIFoundation）2021より作成。

4. 脳死をめぐる問題

脳死状態と脳死判定

　古来から人は「瞳孔反応の停止」,「呼吸停止」,「心停止」のすべてに至っ
た状態を, すなわち「死の三徴候」の状態を, 人間の死とみなしてきた。ま
た, 事故による頭部への強い衝撃や脳疾患などによって脳が回復不能な大き
なダメージを受けた場合, そのまま自然に呼吸も停止して脈もなくなってい
くと考えられていたので, わざわざ「脳だけがその機能を停止している状態」
を指す特別な表現も存在しなかった。

　しかし, 人工呼吸器などの生命維持装置が発明されたことで, 脳が回復不
能な状態にあっても体はその機能を維持している不可逆的昏睡の状態が観察
されるようになった。そしてこれまでに確認したとおり,「デッド・ドナー・
ルール」に反することなく生きた臓器の摘出を可能にするために, この不可
逆的昏睡の状態が, わざわざ脳死状態という表現に呼び替えられたのであっ
た。

　脳死状態については, いわゆる植物状態と呼ばれる「遷延性意識障害」と
対比するかたちで説明されている (図3)。遷延性意識障害とは, 大脳 (知覚・
記憶・判断などをつかさどるところ) の機能は著しく停止しているものの, 小脳
(運動や姿勢の調整をはかるところ) や脳幹 (呼吸や循環機能をつかさどるところ)
については機能している状態のことを指している。遷延性意識障害の場合,
意思疎通は困難であっても, 目を開けて自発呼吸が可能なことも多い。それ
に対して脳死状態とは, 脳幹および脳の機能全般が回復不能であると認めら
れた状態のことを指す。とくに脳のすべての機能が回復不能なかたちで活動
していない状態の脳死については「全脳死」と呼ばれる。ちなみに日本では
全脳死であることが確認されなければ臓器摘出は実施されないが, イギリス
では「脳幹死」でも脳死と判断され臓器摘出がおこなわれている。

　脳死状態かどうかの診断については, 6項目の脳死判定にしたがって実施
される (表1)。ただし, 脳死判定はどんな状況でもおこなわれるわけではな

図3 脳死とはどのような状態ですか？

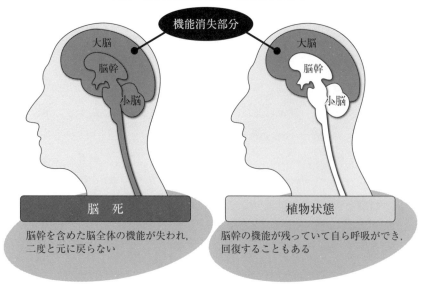

出所）日本移植学会ホームページ（http://www.asas.or.jp/jst/general/qa/all/qa9.php）。

い。まず，移植手術に対応できる環境がその病院に整っていなければならない。そして，移植手術の環境が整っている病院で，脳死と疑わしい患者が運ばれてきた場合，脳死判定の最初の4項目に該当するかどうかが診断される。脳死判定の「無呼吸テスト」以外の4項目に該当すると判断されると，病院から連絡を受けた日本臓器移植ネットワーク（JOT）の移植コーディネーターが，臓器提供を考えている家族に必要な説明をおこなう。そこから，患者本人が臓器提供に関する同意の事前意思を示していて，家族からも提供の承諾を得られた場合か，もしくは本人が提供拒否の事前意思を示していなくて家族から承諾を得られた場合に，完全な脳死判定が実施される。さらに，最初から移植ありきの脳死判定にならないようにするために，診断は移植手術に参加しない2名の医師によって実施される。このようにして，2名の医師によって患者が脳死と診断されてはじめて，移植のための臓器摘出がおこなわれるのだ。

表 1 　法的脳死判定の検査方法

法的脳死判定の項目	具体的検査方法	脳内の検査部位と結果
① 深い昏睡	顔面への疼痛刺激 （ピンで刺激を与えるか，眉毛の下あたりを強く押す）	脳幹 (三叉神経)：痛みに対して反応しない 大脳：痛みを感じない
② 瞳孔の散大と固定	瞳孔に光をあてて観察	脳幹：瞳孔が直径 4 mm以上で，外からの刺激に変化がない
③ 脳幹反射の消失	のどの刺激 （気管内チューブにカテーテルを入れる）	咳きこまない＝咳反射がない
	角膜を綿で刺激	まばたきしない＝角膜反射がない
	耳の中に冷たい水を入れる	眼が動かない＝前庭反射がない
	瞳孔に光をあてる	瞳孔が小さくならない＝対光反射がない
	のどの奥を刺激する	吐き出すような反応がない＝咽頭反射がない
	顔を左右に振る	眼球が動かない＝眼球頭反射がない （人形の目現象）
	顔面に痛みを与える	瞳孔が大きくならない＝毛様脊髄反射がない
④ 平坦な脳波	脳波の検出	大脳：機能を電気的に最も精度高く測定して脳波が検出されない
⑤ 自発呼吸の停止	無呼吸テスト （人工呼吸器を外して，一定時間経過観察）	脳幹 (呼吸中枢)：自力で呼吸ができない
⑥ 6 時間[注) 以上経過した後の同じ一連の検査（2回目）	上記 5 種類の検査	状態が変化せず，不可逆的 (二度と元に戻らない状態) であることの確認

注）生後12週〜6歳未満の小児は24時間以上
　　以上の 6 項目を，必要な知識と経験を持つ移植に無関係な 2 人以上の医師が行う。
出所）日本臓器移植ネットワークホームページ（https://www.jotnw.or.jp/explanation/03/03/）。

脳死に関するさまざまな問題点

　では，こうした脳死をめぐってはどのような問題が指摘されているのだろうか。それは大きく分けると次の二つに大別される。ひとつはそもそも脳死状態を正確に判定することが可能なのかといった「脳死判定にかかわる技術的な問題」，もうひとつは心臓をはじめ体の生命機能は保たれているにもかかわらず脳の回復不能な状態を人の死とみなすことはできるのかという「脳死基準そのものの問題」である。

　まず脳死判定に関する問題についていえば，脳波を測定する場合，当然頭蓋骨を開いて脳に直接電極を取りつけることはできない。そのため頭皮の上から脳波測定器を装着して脳波の測定がおこなわれるが，このようなやり方

では最深部の微弱な脳波を捉え損ねてしまう可能性がある。DSA（血管撮影）やMRI（磁気共鳴映像法）によって脳の血流の有無を調べて，脳の機能が回復不能な状態にあるかを推察する方法もあるが，それでも脳の機能全体が完全に活動を停止しているか否かを外部から把握することは非常に難しい。

　また，脳死判定の項目のなかでも，とくにその危険性が問題視されているのが「無呼吸テスト」である。それは「無呼吸テスト」をおこなうことによって，患者の生命を終結させてしまう可能性もあるからだ。

　そして，脳死を本当に人の死と認めることができるかという脳死基準の問題については，まず脳死と診断された患者でも子どもを産んだケースがあることが指摘されている。たとえ脳死と診断されて意思疎通をおこなうことが困難な患者であっても，子どもを産むことができるのであれば，そのような状態の人を死んでいるとみなすことなどできるだろうか。

　また，長期脳死者と呼ばれる患者たちの存在も脳死を人の死と捉えることの危うさを示している。そもそも脳死状態の患者は1週間以内に心停止に至ると考えられてきたが，脳死患者でも100日以上生きたケースもあり，そのなかには20年近く生きたという患者も報告されている。このような長期脳死患者の存在からも，脳死を人の死とみなすことの限界が指摘されている。

　さらには，臓器摘出の際に麻酔が使用されてきたという事実があることにも触れておかなければならない。麻酔が使用されている理由は臓器摘出手術のときに脳死患者の体が反応してしまうからだが，現在は麻酔が使用されない傾向にあるという。だが，麻酔が使用されてきたという事実から，移植にたずさわる医療従事者たちが脳死状態を人の死と捉えることができずに困惑してきた事態は容易に想像できるだろう。

　また，脳死の患者の示す身体的反応との関連でいえば，ラザロ徴候も脳死を人の死と捉えることの難しさを示している。ラザロ徴候の症例では，脳死患者がたんなる反射として片づけられないような行動が，たとえばあおむけに寝ている状態から両手をスムーズに胸のあたりに持ってきて祈るようなポーズを取るといった行動が観察されており，そのほかにも人工呼吸器を外そうとした際に呼吸器のチューブに手を伸ばしてきたという事例も報告されて

いる。このようなラザロ徴候を見ればとてもその人が死んでいるとは思えないだろうし，ましてやそのような人から臓器を摘出することなどとうてい受け入れがたいだろう。

　以上のように，脳死を人の死として捉えることについては多くの問題が指摘されている。そうした問題から，とくに日本では「臓器移植法」の成立過程で，「脳死臓器移植」に関して慎重であるべきとする意見が非常に多かったのである。また，脳死判定の技術的な限界もあることをふまえると，やはり現在でも脳死をめぐる問題は軽視できないのである。

　だが哲学者のミヒャエル・クヴァンテは，脳死判定の技術的な困難さの問題と脳死を新たな死の基準と捉えることの問題を混同すべきではないと主張している。彼は人間の死の定義を，人間の身体という「有機体全体によって担われている統合能力の不可逆的な機能停止[6]」としたうえで，その生きた身体全体の統合能力をつかさどる器官とされる脳がすべての機能を停止している状態，すなわち全脳死の状態になれば，おのずからして生きた身体全体の統合能力も喪失するのだから，脳死という基準は既存の死の定義とも十分に合致しており，それゆえ脳死基準を手放す必要はないと述べている。このクヴァンテの立場に立つなら，いずれ技術が進歩して全脳死であるかどうかが正確に把握できるようになれば，脳死をめぐる問題はすべて解決するということになるだろう。

西洋社会で広がる脳死概念批判と臓器摘出対象者の拡張

　だが倫理学者のピーター・シンガーは，クヴァンテとは違って脳死基準が根本的に間違っていたと指摘している。彼は「少なくとも西洋では『脳の機能が不可逆的に停止した人は死んでいる』という考えを日本が受け入れようとしないのは，日本が西洋に遅れているからにすぎないと一般に信じられて

5）小松美彦・市野川容孝・田中智彦編『いのちの選択——今，考えたい脳死・臓器移植』岩波書店，2010 年。
6）ルートヴィヒ・ジープ／クルツ・バイエルツ／ミヒャエル・クヴァンテ『ドイツ応用倫理学の現在』ルートヴィヒ・ジープ／山内廣隆／松井富美男編・監訳，ナカニシヤ出版，2002 年。

いる[7]」という見解が誤っているという立場をとる。そして，西洋社会における脳死基準が，人間の死に関する新たな発見にもとづいていたわけではなく，ただ臓器摘出を可能にするために意図的に生み出された考えでしかなかったと述べている。

ただし彼は，脳死という考え方に問題があることを理由にして「脳死臓器移植」そのものに反対しているわけではない。むしろ真逆の考えである。彼は次のように述べている。「『その患者はまだ生きているが，意識を回復することはないし，私たちが何をしてもまもなく死ぬだろう。それなら，患者が死んで臓器が傷む前に，いま臓器を摘出するべきである』とはっきり言っていたなら，そのほうが正直であっただろう」。

このようにシンガーは，全脳死であるかどうかを見極めたうえでの「脳死臓器移植」ではなく，意識がなくその意識の回復の見込みもないような脳の損傷状態であっても，すなわち大脳皮質死や上部脳死の状態であっても臓器移植を可能にする必要を訴えているのだ。しかも，全脳死や脳幹の機能喪失を見極めることは困難であるが，上部脳の機能の喪失については，それを診断する信頼できる方法があるとも述べて，そうした診断の技術的問題点の少なさが，大脳皮質死や上部脳死で臓器摘出を可能にすることの利点であるかのように説明している。

臓器を摘出するためには必ずしも全脳死である必要はなく大脳皮質死や上部脳死で十分である。これがシンガーの見解である。だがこの考えはどのような立場から発せられているのだろうか。それはシンガーがこのような見解を述べた著書の副題に，すなわち「伝統的倫理の崩壊」という言葉に隠されている。彼の考えによれば，西洋社会に古くからある伝統的倫理がストッパーになってしまうことで，さまざまな医療倫理の問題が生じている。その伝統的倫理とは「生命の神聖性（sanctity of life）」である。シンガーは「生命の神聖性」という伝統的倫理を批判して，それに代わる新たな倫理として，彼のよく知られた動物倫理や，また人工妊娠中絶や安楽死の問題に関する自身

7）ピーター・シンガー『生と死の倫理——伝統的倫理の崩壊』樫則明訳，昭和堂，1998 年。

の考えを提示している。「生命の神聖性」は，どんな人間も平等でその命は尊く神聖なものであり，勝手にその命を奪ってはならないという倫理だが，シンガーの新たな倫理とは，「意識や，身体的，社会的，精神的に他者と交流できる能力，生存し続けたいという意識的な選好，楽しむことのできる経験」を有する存在やその生命のみを尊重する，そのような倫理である。この新たな倫理では，身体的，社会的，精神的にも他者と交流可能な能力をもっている状態，生存しつづけたいという意識的な選好を示していて楽しむという経験が可能な状態，このような状態の存在のみが生きているとみなされ，道徳的配慮が必要な存在だということになる。

　この新たな倫理の内実からも明らかなように，シンガーは「脳死臓器移植」の根幹部分である「デッド・ドナー・ルール」を拡張しようとしている。ここまでの考察で確認した臓器移植の歴史では，「デッド・ドナー・ルール」をふまえつつ不可逆的昏睡の患者からも臓器摘出が可能になるように，それが脳死と呼び替えられていた。シンガーは，脳がその機能を完全に喪失している脳死であるかどうかにこだわるのではなく，意識や思考活動が回復不能な状態であると，すなわち道徳的配慮が必要な存在ではない状態であると判断できれば，そのような状態の患者から臓器の摘出を可能にすべきだと主張しているのだ。実際，シンガーの考えに従うなら，患者本人や家族が臓器提供に拒否の意思を示してさえいなければ，患者が全脳死であるかどうかには関係なく，それゆえ遷延性意識障害の植物状態であったとしても，心臓の摘出が倫理的に許されるということになる。

　シンガーの主張に対してここでは踏み込んだ言及はしないが，彼がそこまでして臓器提供可能な対象者の範囲を拡張しようとしている理由は明らかである。それは移植医療の背後に臓器不足という問題が存在しているからだ。

　実際のところ，脳死に限定されていた臓器提供者の枠は踏み越えられつつある。「心臓死後臓器提供（Donation after Cardiac Death）」という言葉があるが，これは一見すると脳死ではない心停止後の臓器提供を，すなわち「死体移植」のことを意味しているように思える。だが，そのなかには「いまだ脳死に至っておらず治療を続ければ生き続ける人から人工呼吸器を取り外すなどして

人為的に心臓死を引き起こし，心臓が不可逆的に停止したことを確認するために数分間だけ待った後で，心臓などの臓器を摘出する」というケースも含まれている[8]。このようなケースでは，通常の心臓死の場合には利用できない心臓や肺の移植も可能となる。また2008年のデンバー子ども病院の小児心臓移植のケースでは，通常の2分から5分程度の心停止の観察時間が75秒までに短縮されている。子どもの場合は脳の可塑性が大きいことから，こうした処置の妥当性についてアメリカでも大きな議論になった。だが，このように脳死ではない患者からの移植医療が検討されるほど，移植のための臓器は圧倒的に不足している。実は移植医療の根本的な問題点とは構造的な臓器不足にあるのだ。

5.「脳死臓器移植」の問題点

移植医療の根本的問題──構造的な臓器不足の問題

　ここまでみてきたように，「脳死臓器移植」という医療が他の医療行為と根本的に異なる点として，提供者の脳死という不幸がこの医療の前提となっている点があげられる。その点で移植医療は，ある病気を抱えたらどの患者も同じ治療を受けられる通常の医療とは根本的に異なっている。臓器移植は「狩猟採集段階の医療だ」というある専門家の言葉は，この臓器移植の根本的な問題を突いている[9]。「脳死臓器移植」のための提供臓器数を少しでも増やすために「臓器移植法」の改定がおこなわれたことはすでに確認したとおりである。

　日本はこのような状況にあるが，臓器提供が多く移植医療の進んだ国はいったいどのような状況なのだろうか。そもそも移植医療の制度は大きく分けると二つある。ひとつは，臓器提供の同意について本人の明確な事前意思（本人ができない場合は家族の同意）が確認できる場合にのみ臓器摘出がおこなわ

---

8) 児玉真美『死の自己決定のゆくえ──尊厳死・「無益な治療」論・臓器移植』大月書店，2013年。
9) 橳島次郎・出河雅彦『移植医療』岩波新書，2014年。

れる**オプト・イン制**で，もうひとつは，本人による拒否の事前意思がないか
ぎりは推定同意の原則で臓器摘出がおこなわれる**オプト・アウト制**である。
日本の最初の「臓器移植法」は，本人の臓器提供同意の事前意思と家族の承
諾の二つが揃わなければならない厳格なオプト・イン制であったが，「改定
臓器移植法」は，本人が提供拒否の意思を事前に示していなければ家族の承
諾のみで臓器の摘出を可能にする条件の緩和されたオプト・イン制に変更さ
れている。

　他方，移植数が多い国では主にオプト・アウト制が採用されており，とく
に以前と比べて移植数を大きく増やしたスペインは，オプト・アウト制に法
律を変更したことが大きく影響している。ただしスペインでは，実務上は臓
器提供に関する本人もしくは家族のいずれかの同意を要求するかたち（オプ
ト・イン制）で運用されているので，アプト・アウト制に変更したことだけ
が移植数の増加につながっているわけではない。オプト・アウト制への変更
以外にも，臓器移植に関する中央統轄機関，移植コーディネーターの増加，
親族への説明にあたる医師の訓練，移植医療の24時間体制の整備等によっ
て，ドナー数の増加に成功したと考えられており，そのため日本でも脳死臓
器移植数を増やすには，スペインのような制度や施設の整備が課題であると
も指摘されている[10]。

　だがそれでも臓器不足の問題は根本的には解決することはできない。そも
そも日本以外の移植数の多い国といっても，それは日本と比べての話であっ
て，どこの国でも臓器不足は深刻な問題になっている。どうしてそのような
状況にあるのだろうか。それは，仮にドナーの登録者数をどんなに増やした
としても，その人が脳死になるかどうかは別な話であり，そもそも脳死者を
増やすことはできないからだ。脳死に至る理由には脳疾患や不慮の事故な
ど，多くは予防可能な原因によるが，日本では，1990年代には1万人を超え
ていた交通事故の死者数が2020年には3000人を切っているように，脳死ド
ナーが生じる要因は減少傾向にある。

---

10) 岩波祐子「臓器移植の現状と今後の課題 (1)」『立法と調査』No.298, 2009 年 11 月。

その一方で，従来は移植の対象とならなかった重症患者が医学の発展によって移植の対象となるなど，「ドナー登録の伸びを超えて〔移植希望──引用者〕登録者数が増えているのが実態」である。たとえば心臓移植の場合，日本では植込型VAD（補助人工心臓）が2011年に保険償還されたことで使用者が増加して，移植待機中の死亡が激減している。そこへ新規にレシピエントとして登録する人も加わることで，心臓移植の実施数は増えているにもかかわらず，900日前後という移植待機期間はいっこうに減少しない状況が続いている[11]。肝移植や腎移植などでも移植希望登録の拡大傾向は同様の状況にある。

　このような傾向をみるかぎり，移植医療頼みにしすぎることは，移植を受けられずに幻滅を抱く人を増やしているとも考えられる。そして，もし移植医療が存在しなかったとしたら，移植ではない別な医療の開発にもっと多くのエネルギーが注がれて，そのような代替医療も可能になっていた可能性もある。こうした「脳死臓器移植」の現状と限界を考えたとき，生命科学研究者の橳島次郎とジャーナリスト出河雅彦の「取り替えるしかないほど悪くなる前に，臓器の病気を治せる医療が将来実現するまでの間，いま末期の臓器不全に苦しんでいる患者を救うためにおこなうのが臓器移植で，しないで済むようになるならそのほうがいい」という，臓器移植医療を「真の高度医療への『つなぎの医療』と位置付けるのが望ましい方向」であるという考え方は，きわめて妥当であるように思われる。

臓器不足問題は解決できるのか

　「脳死臓器移植」は解決しがたい構造的な臓器不足の問題を抱えていると指摘したが，もし臓器そのものを製造できるようになれば，この根本的な問題は解決されるかもしれない。実際のところ，「異種間移植」で人間に移植できるように遺伝子操作された臓器をつくりだすことや，iPS細胞を使って動物の体内で人間の臓器そのものをつくるという研究も進展していて，大き

11）縄田寛「心臓移植」江川裕人編集『別冊・医学のあゆみ　臓器移植の現状と課題』医歯薬出版株式会社，2018年。

な期待が寄せられている[12]。

　だが，移植可能な人間の臓器を動物の体内で製造できるようになったとしても，その臓器が本当に人間の臓器の替わりになるのかどうかは別な問題だろう。そもそも臓器の移植を必要とする患者の切迫した状況を考えると，移植できる臓器に成長するまでのんびり待っていることなどできない。また，製造される臓器がその動物に合わせて早く成長するとしても，それは，ただ免疫の問題などをクリアした人間に移植可能な臓器にすぎず，その人が生きつづけることを可能にする臓器であるかは未知数である。臓器をつくりだすことに意義があることはまったく否定しないが，臓器の製造によって臓器不足の問題が完全に解決されると期待することは控えたほうがよいと思われる。

　また「脳死臓器移植」における構造的な臓器不足の問題から，「生体移植」の実施を野放しにしている状況も看過してはならない。2019年の日本での腎移植は総数2057件中1827件が，肝移植は総数395件中307件が生体移植で，移植件数全体のなかでこの二つが多数を占めている（同年の心臓移植は84件）[13]。「生体移植」が圧倒的に多いことは日本の特徴で，肝移植でいえばアメリカでの移植例とほぼ正反対の割合である。これは，日本では「脳死臓器移植」の法整備が遅れたことで「生体移植」が積極的におこなわれてきたことの結果だといえる。

　現在「生体移植」については法律上の規定はなく，現行の「臓器移植法」も脳死および心停止下での臓器提供に関する規定にとどまっている。だが，法律上の規定がない「生体移植」は，健康な人の体にメスを入れるという行為からも医療倫理の無危害原則に反するものであり，ドナーが臓器の摘出後に健康上の不安を一生抱えなければならないことを考えると，慢性的な臓器不足の問題から「生体移植」に期待することはあまりにも危険が多い。

　また，「改定臓器移植法」により親族間での臓器の優先提供が「生体移植」も含めて可能になっているが，こうした身近な人同士での臓器提供の動機

12）共同通信「動物体内で人の臓器づくりを了承　文科省，iPS使い国内初の研究」2019年11月30日。
13）日本移植学会ホームページ（http://www.asas.or.jp/jst/general/number/ 最終閲覧日2022年12月28日）。

は，倫理的な熟慮というよりも，移植対象者への愛情という感情的関係性に
もとづくケースがほとんである。だが，家族や親族間にはふつうの人間関係
を超えた深い愛情が発揮されることがありえるのと同時に，ふつうの人間関
係ではおよそ許容されない強制や圧力が，しばしば愛情という名のもとで発
生する場合もある。また，家族間で臓器提供を決定する際に精神的な葛藤が
生じうることは，冒頭で取り上げた映画『私の中のあなた』のケースからも
容易に想像できるだろう。

　そして，臓器提供を決定することにともなう精神的な葛藤については，「脳
死臓器移植」においても同様に起こりうる。というのも，臓器摘出の最終的
な決定は，脳死状態にある本人ではなく，残された家族がおこなわなければ
ならないからだ。たしかに成人の場合であれば，事前に臓器提供の意思につ
いて話し合っておくことで，ある程度問題が生じないようにすることも可能
だろう。ただ子どもの臓器提供の場合，親がそのことについて子どもと話し
合っていることはほとんどなく，その決定の重さがすべて親にのしかかって
くる。朝元気に家を出た我が子が，突然病院から連絡があって，かけつけて
みたら脳死であると告げられたときの親の思いを想像してみてほしい。その
ような事態を受け入れられない状況のなかで，親は臓器提供の判断を早急に
おこなわなければならず，しかもその判断が正しいものだったのかどうか，
生きているかぎり苦悩しつづけることになるのだ。

　ここまで「脳死臓器移植」を中心に移植医療のさまざまな問題を確認して
きた。現在の日本で「脳死臓器移植」が法的にも可能な状況にあることを考
えると，ここまでの考察はやや否定的な説明に偏っていたかもしれない。だ
が，「臓器移植法」の施行から四半世紀がたった今，これからどのような方
向に進んでいくにせよ，あらためて移植医療を根本から考え直す必要がある
と思われる。

◉考えてみよう

- この章での議論をふまえたうえで，脳死ドナーからの臓器移植をどのよ
  うな方向に進めていくべきか，考えてみよう。

- 小さな子どもの臓器提供を決断するときの家族の気持ちはどのような思いだろうか？

- 移植医療の発展によって人の臓器は医療資源として把握されるようになったが，そのような「身体の資源化」の進行は社会にどのような影響をもたらしているだろうか？

（南　孝典）

第4章

自己決定と終末期医療

　この章では医療における「自己決定」の意味について，とくに終末期医療との関連で学ぶ。

　現在の医療において，患者の自己決定の尊重は基本的な倫理原則として認められている。しかし生命倫理にかかわる問題には，自己決定を尊重するだけでは解決できないものも多数ある。自己決定権の意義を知ると同時に，その限界について理解しておく必要がある。

　「終末期」という語は，後述する死に至るプロセスの多様性をみてもわかるように，その期間，質はさまざまで，一律に定義することは難しい。日本医師会は「治療方針を決める際に，患者はそう遠くない時期に死に至るであろうことに配慮するかどうか」を基準にすることが適切だとしている[1]。また，最近は「死」に照準を合わせた「終末期」という語に代えて，人としての生き様に焦点を合わせた「エンドオブライフ（人生の最終段階）」という語が使用されるようになってきている[2]。

　終末期医療においては，意思確認について特有の困難があり，尊重すべき意思とは何なのか，という根本的な問題から考える必要がある。そして，自身の生命に関する究極の自己決定ともいえる安楽死について，その是非を考えるために，まず，その実態を知ることから始めよう。

1）日本医師会第IX次生命倫理懇談会報告書「『ふたたび終末期医療について』の報告」2006年2月。
2）三浦久幸「高齢者のエンドオブライフ・ケアの現況」（https://www.tyojyu.or.jp/net/topics/tokushu/koreisha-end-of-life-care/endoflifecare-genkyo.html 最終閲覧2022年11月21日）。

1. 生を〈まっとう〉すること

　いくら医学が進歩したとしても，人は最終的に死を避けることはできない。死とはかつて，身体がいわば〈故障〉したためその機能を止めてしまうことだと考えられたこともあった。しかし，私たちの身体はそもそも永遠に機能しつづけるようにはできていないようだ。そういう意味で，死は自然なものであり，生命のプロセスの一環である。

　魂の不死を信じるのでなければ，死とはその時点で意識が消失することを意味する。つまり，私たちは自分の死そのものを意識，経験することはできない。だとすれば，古代ギリシアの哲学者エピクロス（前341-前270）がいうように，経験することのない死を恐れることは無益だと考えることもできる。とはいえ実際のところ，生の終わりを間近に予期し，死を意識しながら生きるという状態はある。

　ある人が死に至るプロセスは，もちろんその細部についてはさまざまだが，図1のような4種への整理が知られている[3]。

①死に至る可能性のある急性疾患の場合

　不意の心停止，あるいは脳卒中や急性動脈疾患など，それまで健康不安を抱えていなかった人が突然に命を落とす場合である。この場合，身体機能の低下に襲われる期間は皆無であるか，ごく短期間である。重大な事故に見舞われた場合もこのパターンにあてはまるだろう。下に向かう直線は，発症後そのまま死に至ることを示しているが，適切な処置によってほぼもとの状態にまで回復する場合もあれば，さまざまな程度の後遺症を残す場合もある。

②致死的な疾病の場合

　がんに代表される致死的な病気の場合，病気になってからも明らかな機能低下のない状態が長く続くことが特徴である。そして最後の数か月で急激に深刻な病状に陥り身体機能が低下，治療不能な状態となり，終末期を経て死

3）長尾和宏専門編集『緩和医療・終末期ケア』中山書店，2017年。

に至る。

③慢性的臓器不全の場合

慢性心不全や慢性閉塞性肺疾患（COPD，以前は肺気腫，慢性気管支炎と呼ばれていた），慢性の腎不全や肝不全など，深刻で，場合により致死的な臓器不全を患う場合がこれにあたる。何度かの急激な機能低下を断続的に経ながら身体機能が徐々に低下していく。ただし心不全の場合，ペースメーカーや補助人工心臓，心移植などの治療，肝不全なら肝移植により劇的な改善がみられることがあり，腎不全では透析の導入により悪化の程度は大きく変化する。

④老衰・認知症の場合

老衰や認知症などの場合は長期間，徐々に全身の機能が低下し，死を迎える。認知症は数年から10年程度のあいだ徐々に機能低下が進む。経過は緩やかで，ある時点で寝たきりになってもすぐに死を迎えず，その状態が長く続くこともあり，その間，介護などのサポートが必要となる。骨折，肺炎など急性の出来事によって状態が急激に悪化することもあるが，適切な治療により回復の可能性もあり，どういう治療が最善か，判断は難しい。

図1　死に至る過程

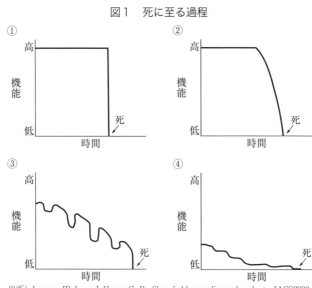

出所）Lunney JR, Lynn J, Hogan C., Profiles of older medicare decedents. JAGS2002 にもとづき作成。

以上，それぞれのパターンにおいても一律に死に進行するわけではなく，病気ごとに状態を改善したり，悪化を遅らせるさまざまな手段がある。病気を選ぶことはできないが，自身の病状とどのように付き合って終わりを迎えるかという点については，それぞれの人に選択の余地がある。

2. 患者の〈自己決定〉をめぐる諸問題
——インフォームド・コンセント

　長いあいだ，医療においては専門家である医師の判断がもっとも正しく，患者はその判断に従うことで最善の治療が受けられるものと考えられてきたし，今でもそういう考えは根強い。しかし，そういう考え方はパターナリズム（paternalism）——父（pater）という語に由来し，父が子の面倒をみるように，力のあるものが弱いものを保護すべくその判断，行動に指示を与えること——だとして，より患者を中心とする医療への転換が必要だとされてきた。患者の自己決定権の尊重が重視されるようになってきたのである。

　自己決定権の尊重という考えは，医療の枠を越えて，現在の先進国でごく一般的な倫理原則として広く受け入れられているといえる。哲学者の加藤尚武はジョン・スチュアート・ミル（1806-1873）など古典的自由主義に発するこの考え方を以下のように要約している[4]。

　①成人で判断能力のあるものは，

　②身体と生命の質を含む自分のものについて，

　③他人に危害を加えない限りで，

　④たとえ当人にとって理性的に不合理な結果になろうとも，

　　——自分で決定する権利をもつ

4）加藤尚武『現代倫理学入門』講談社学術文庫，1997 年。

順番に内容を確認しよう。①によると，自己決定の権利をもつ主体とは，それにふさわしい能力をもつものである。決定する能力をもたないものは自己決定する権利をもちえない。

　②は自己決定の及ぶ範囲が「自分のもの」といえるものであり，それを越えるものは自分だけの決定では左右できない，ということを示している。

　③は他者危害原則といわれるものだ。「自分のもの」に関する決定でも，それが他者に危害を及ぼす場合は，自分だけの判断で決定はできない。古典的自由主義に限らず，たとえば「人さまに迷惑をかけることだけはするな」といった言葉にも含まれる，古くから広く流布した倫理観だともいえる。

　④は，いわゆる愚行権を認めるもので，本人の選択が，客観的にみて最善のものだといえず，それどころか，傍目からは賢明とはいえない選択，愚かな選択と思えるものであっても，本人の自己決定によるものであればそれを尊重する，という考え方である。愚行という言葉は，それより賢明な考え方がある，というニュアンスを含むが，多様な価値観を認め合うことが現代の自由な社会の条件であるとすれば，ここにいう愚行権の承認は，単純に優劣のつけられない，それぞれの価値観を尊重し合うということにつながる。

　たしかにこの自己決定権の尊重という原則は，近代的な個人の自由・権利の尊重という考えに沿うもので，しごく正当なものと思われる。しかし他面，この原則では処理しきれない問題が生命倫理の分野では数多くある。

　たとえば胎児や幼児などは①の「成人で判断能力のあるもの」には該当しない。そういう生命の行く末を判断能力のある親だけの決定に任せてよいだろうか。これは②でいう「自分のもの」という限定にもかかわる。幼児は親の「自分のもの」を越えた存在であり，親の自己決定だけで話はすまない。あるいは死期が近く重篤な病状で自己決定ができる状態にない，意思を周囲に伝えられない状態の人間の自己決定権はどう尊重すべきか，という問題もある。生命倫理の問題を考える場合，まず自己決定権の考え方をふまえたうえで，具体的事例に即してその限界を意識する必要がある。

リスボン宣言

　医療における患者の自己決定権については，世界医師連盟が1981年に採択したリスボン宣言「3. 自己決定権」に次のようにうたわれている[5]。

　　a．患者は，自分自身に関わる自由な決定を行うための自己決定の権利を有する。医師は，患者に対してその決定のもたらす結果を知らせるものとする。

　　b．精神的に判断能力のある成人患者は，いかなる診断上の手続きないし治療に対しても，同意を与えるかまたは差し控える権利を有する。患者は自分自身の決定を行ううえで必要とされる情報を得る権利を有する。患者は，検査ないし治療の目的，その結果が意味すること，そして同意を差し控えることの意味について明確に理解するべきである。

　この宣言で重要なのは「自分自身の決定を行ううえで必要とされる情報を得る権利」だ。必要な情報なしに満足な決定は下せない。患者が必要な情報を医療機関から得ることは，自己決定の前提条件であり，リスボン宣言はそれを患者の権利として明記している。

　また現在の医療が駆使する高度に専門的な情報は，そのまま示されてもほとんどの患者は理解できないだろう。患者が「検査ないし治療の目的，その結果が意味すること，そして同意を差し控えることの意味」を「明確に理解する」ために，医療の側が患者に関する情報をわかりやすく伝えることをリスボン宣言は促している。

〈説明と同意〉モデルからACP（アドバンス・ケア・プラニング）へ

　リスボン宣言に示されている，十分に情報を与えられたうえでの同意，インフォームド・コンセントの原則は現在，広く認められている。医療者が患者に現在の病状とこれからの見通し，考えられる治療方法の利益とリスクなどを十分に説明し，患者の同意を得て治療方針を決定するというものである。

　終末期医療の関連では，患者が意思表示できる段階で同意の確認がおこな

5）日本医師会ホームページによる。

われ，病状が悪化し，自身で治療の方針を判断できない状態になった際に望む／望まない処置，また，それを本人に代わって判断する人物の指定などを文書化したリビング・ウィルあるいは事前指示書（アドバンス・ディレクティブ）の作成，あるいは医師がそれを記録するPOLST（Physician Orders for Life-Sustaining Treatment＝生命維持治療のための医師指示書）などで具体化される。

　しかし，この〈説明と同意〉モデルといわれる手続きによって，患者の主体的で実効的な判断が実際，どれほど可能だろうか？　結局は専門知識をもつ医師の主導で決定されることにならないか？　あるいは，医師の治療方針に沿わない決定をおこなった患者は，その決定の結果として生じる新たな困難を，すべて自己責任としてただ引き受けなければならないのだろうか？
米国で一般的になっているインフォームド・コンセントの手続きは，医療者側が患者からの訴訟を回避する手段となっている側面を否定できない。患者の主体的な意思が活かされる同意のあり方を考えなくてはならない。たとえば大病の経験もなく，健康に生活を送ってきた人が，突然病を得て，たえず周囲のケアを必要とする状態になったり，身体の機能の一部を失ったりすると，それだけで絶望に沈み，「もう人生は終わりだ」と考えることがある。そういう状況での本人の意思をそのまま認めることは適切だろうか？　そういう状態にあってどういう生き方が可能なのか，本人が十分に思いをめぐらせることができるようになるためには，専門家からの正しい情報が必要だろう。また生きる意欲，心理的な安定を得るうえで親族のサポートは重要だ。当事者の意思はその人のおかれた環境によって変わってくるし，その意思決定は周囲のサポートがあってはじめて十分なものになる。

　こういった問題をふまえ，提唱されているのが〈情報供給−合意〉モデルである。説明は医師から患者，家族への一方通行ではない。医療にかかわる情報を医師が説明する一方で，患者の側は自分の人生の計画，価値観を説明する。両者からの説明の結果，患者にとって最適とされる治療方針が双方の合意のうえで決定されるという考え方である。双方向でのコミュニケーションが継続的におこなわれ，医師と患者・家族の関係性も深まり，それに応じて合意の内容も変化していくダイナミックなプロセスと捉えるモデルであ

る。このように人生の最終段階における医療・ケアについて，本人が家族らや医療・ケアチームと繰り返し話し合う取り組みをACP（アドバンス・ケア・プランニング）という。

厚生労働省の「人生の最終段階における医療・ケアの決定プロセスに関するガイドライン」では，終末期医療について患者の意思が確認できる場合，「時間の経過，病状の変化，医学的評価の変更に応じて，また患者の意思が変化するものであることに留意して，その都度説明し患者の意思の再確認を行うことが必要である」としている。一回きりの意思確認，文章化されたものを絶対視せず，意思の変化がありうることを見込んだプロセスとしての意思尊重を重視している。また，「医療・ケアチームにより可能な限り疼痛やその他の不快な症状を十分に緩和し，患者・家族の精神的・社会的な援助も含めた総合的な医療及びケアを行うことが必要である」と，さまざまな側面での十全なケアを前提としたうえでの意思の確認を求めている。

どこまで「本人の意思」はあるか？

ACPでは，患者の意思の再確認が重視されているが，では，どこまで患者の意思をその人自身のものとして認めるられるだろう？　自身の体の状態を客観的に捉え，医師の説明を正確に理解し，その後のいくつかの可能性を比較考量できる，いわゆる〈合理的〉思考ができる状態なら，それらの諸要素を勘案したうえで下された結論を本人の意思ということに問題はないだろう。だが，そういう〈合理的〉な判断が下せなくなった状態の意思は，もうその人の意思とはいえないのだろうか？

医師の大井玄によると，認知症高齢者は，認知能力が衰えてもいても，〈好き〉〈嫌い〉〈いや〉といった情動的レベルでの意思を示すことができ，コミュニケーションがとれるという。大井は，こういった情動的で直観的な判断を，概念を操作して考える能力という意味での理性ではなく，自分のおかれた状況を判断し生存に適切な行動を選択する能力という意味での理性の表れ

---

6) 清水哲郎「臨床倫理の基礎と実際」日本臨床死生学会監修・石谷邦彦編『安楽死問題と臨床倫理——日本の医療文化より見る安らかな生と死の選択』青海社　2009年。

と捉え，彼らにも意思決定能力があると考える[7]。

　哲学者の宮野真生子はがんを患い，緩和病棟を探すためにさまざまな検討をした経験から，「合理的に比較検討することはできるけれど，私たちは本当に合理的に『選ぶ』ことなんてできるのだろうか」と疑問を発し，次のように書く[8]。「結局のところ，何かに動かされるようにしてしか決めることができないのなら，選ぶとは能動的になにかをするというよりも，ある状態にたどり着き，落ち着くような，なじむような状態で，それが合理的な知性の働きというよりも快適さやなつかしさといった身体感覚に近いのではないか，そして身体感覚である以上，自分ではいかんともしがたい受動的な側面があるのではないか」。宮野がいいたいのは，ふつうに思考できる状態でも，自分の命について，いくつかの可能性が確率で示される情報をもとに，合理的に判断することの根本的な難しさだ。彼女の場合，そういう際に決め手となったのは，必ずしも合理的とはいいがたい身体感覚のようなものであった。いずれにせよ，生死にかかわる意思決定において，ふつう合理的だとみなされる判断とは異なる要因が重要な意味をもちうるということは，心にとめておくべきだろう。

　また，意思があると認められるためには，意思を表示できなければならない。意識があり意思をもっていても，身体を思うように動かすことができないために意思表示の方法がない状態を〈閉じ込め症候群〉という。重度の脳損傷や筋萎縮性側索硬化症（ALS）の進行した場合などに生じる。

　そういう患者とコミュニケーションをとる方法も考えられている。神経科学者のエイドリアン・オーウェンは，fMRIスキャナー（磁気共鳴機能画像装置）で意思疎通をはかるという方法を考えた[9]。ある質問に対し，答えがノーなら特定のイメージ（テニスをしているところ）を思い浮かべてもらい，実際にイメージしているかどうかを脳の特定部位の血流量で判断するのだ。

7）大井玄『呆けたカントに「理性」はあるか』新潮新書，2015年。
8）宮野真生子・磯野真穂『急に具合が悪くなる』晶文社，2019年。
9）エイドリアン・オーウェン『生存する意識——植物状態の患者と対話する』柴田裕之訳，みすず書房，2018年。

この方法で彼は，自動車事故による深刻な脳損傷を受け，植物状態だとされた男性にいくつかの質問をし，答えを得た。スコットというその男性は，現在は痛みがないこと，テレビでホッケーを見るのが好きなこと，時間の経過を意識していることなどを回答した。

　オーウェンの紹介する別の事例では，瞼^(まぶた)や目をわずかに動かすことしかできない患者に，自身の生活の質や幸福度をプラス5からマイナス5で評価してもらったところ，168人中91人が回答し，そのうちの72％が幸せだと答えたという。しかも閉じ込め症候群になってからの時間が長いほど，報告される幸福度は高かった。〈健康〉な状態にある人間が，そういう状態で生きることを想像するのがきわめて困難な状態でも，相当数の人が幸福感をおぼえているというのは重要な事実である。この事例からも，患者の意思を，ある段階を越えれば合理的でないと切り捨てることには慎重であるべきではないだろうか。

3. 終末期医療

　終末期医療のあり方を考える際に二つの概念が用いられる。**生命の神聖性**（**SOL**）と**生命の質**（**QOL**）である。

　生命の神聖性（sanctity of life）という語は，人間の生命はそれぞれ，それ自体として価値があり，無条件に尊ばれるべきであるという考え方を凝縮した表現である。神聖性という語が示唆するように，ここには，神の似姿として創造された特別な存在というキリスト教的な人間観がある。だが近代以降，キリスト教の文脈を超えて人間はそれぞれかけがえのない，尊厳をもつ存在であると捉えられるようになった。たとえばドイツの哲学者イマヌエル・カントは，人間にはほかの何かとの比較にもとづく相対的な価値（価格）とは異なる，絶対的で内在的な尊厳があると説いた。

　この生命の神聖性という考え方にもとづくなら，医療の使命は患者の救命のために力を尽くすことで，たとえ本人に要請されたとしても，患者の命を

奪うことは正しい行為だとはいえない。この原則は，長いあいだ医療にとってほぼ自明のものとされてきた。古代ギリシアの医の倫理とされる「ヒポクラテスの誓い」には「致死薬は，誰に頼まれても決して投与しません。またそのような助言も行ないません」とある。また，1948年の世界医師会総会で規定され，その後いく度か改訂を経てきた医の倫理「ジュネーブ宣言」においても「私は，たとえいかなる脅迫があろうと，生命の始まりから人命を最大限に尊重しつづける」とある[10]。

　第二次世界大戦後，人工呼吸器などの延命技術の発達にともない，この生命の神聖性の原則に対して，疑問が投げかけられるような事態が生じ，「生命の質（quality of life）」という概念にもとづく議論がおこなわれるようになった。つまり，機械装置によって生命をともかく維持することが患者の利益にかなうのか，ただ延命するよりも治療停止により穏やかに死を迎えさせるほうがよいのではないか，といった議論である。

　本来，QOLを考える場合にも，生きていることは大前提のはずである。一人ひとりのSOLを尊重し，生命の維持をはかることはQOLへの配慮と矛盾するわけではなく，むしろSOLがあってはじめてQOLの実現を考えることができるという性質のものである。SOLよりもQOLが大事といった単純化を避けることが，この問題を考える際にまず必要である。

緩和ケア

　両者が競合するように思われる事態が生じるのは，生命は維持できるものの苦痛を除去することができない状態，あるいは，終末期に病状の改善を見込めるが身体的・精神的負担の大きい副作用をともなう治療をおこなうか，それとも，痛みの除去などのケアを中心に残された時間のなかで可能なかぎり自分の望む生活を送ろうとするか，選択する場合である。

　病気の進行を止めるか遅らせる積極的治療とは別に，患者の苦しみの軽減を目的とする治療が緩和ケアである。WHOは緩和ケアを「生命を脅かす疾

10）資料集生命倫理と法編集委員会編『資料集　生命倫理と法』太陽出版，2003年。

患による問題に直面している患者とその家族に対して，痛みやその他の身体的問題，心理社会的問題，スピリチュアルな問題を早期に発見し，的確なアセスメントと対処（治療・処置）をおこなうことによって苦しみを予防し，和らげることで，クオリティ・オブ・ライフを改善するアプローチ」と定義している。この定義では，緩和ケアは身体的な問題にとどまらない多面的なものであることが示されているが，身体的痛みを緩和・除去する疼痛コントロールは，他の問題に対処する際の前提として重要である。

　疼痛コントロールのひとつは投薬治療である。がん性疼痛コントロールのWHOの３段階方式では，痛みの程度によって非オピオイド系鎮痛薬から弱オピオイド，強オピオイド鎮痛薬に切り替え，副作用を考慮しながら薬の種類，投与量を調節する。

　薬物投与によって８割ほどの痛みは緩和ができるとされるが，薬物療法で緩和困難な痛みの場合，神経ブロックという方法で痛みの信号が中枢神経にまで伝わらないよう，神経の経路を遮断する。

　ここまでの方法によっても苦痛が緩和できない場合，鎮静（セデーション）という方法がとられる。患者の意識レベルを低くする薬剤を投与し，その状態を持続させるものである。間欠的鎮静や浅い鎮静を優先しておこない，それで効果が得られない場合に，深い持続的鎮静をおこなう。この方法は緩慢な安楽死ではないかといわれることがあるが，あくまでも痛みの緩和を目的とするもので，死に至らしめることを目的とした処置がとられる積極的安楽死とは性格がまったく異なる。また，鎮静は結果として死期を早める，間接的安楽死にあたるという議論もあったが，観察研究の結果，そういう関係はないということも明らかにされている（安楽死については後述）。

　以上のように現在は多様な疼痛緩和の方法がある。生命倫理学者の松田純は，他のさまざまな方法を駆使しても緩和・除去することのできない耐え難い苦痛に対処するやむをえない方法として安楽死は許容・肯定されるという考え方を「古典的な安楽死」と捉え，「従来の安楽死問題はもはや存在しない」

と述べている[11]。

延命治療

　基本的にすべての治療は直接，間接に延命にかかわる処置ではないのか？
そう考えてみると，延命治療という用語は奇妙な言葉だ。明確な定義はない
が，もしそれをしなければ短期間で死亡することが確実な状態を防ぎ，生命
の延長をはかる処置・治療全般のことを指す。輸血，人工呼吸器，経管的栄
養補給，胃ろうによる栄養補給などがあるが，これらは死が目前に迫ってい
ない場合にも使用される技術で，治療・回復のために必要なものである。

　だが，この言葉は往々にして否定的に使われる。たとえば「ただ延命する
だけの治療は受けたくない」といった言い方だ。『病院で死ぬということ』
のなかで医師の山崎章郎は，たしかにこう言いたくなるような治療のあり
方，死のあり方を生々しく描いた[12]。

　延命治療のうち，胃ろうについて一時，非難が高まった。高齢で死期が迫
るとやがて自分の口から食べることをやめ自然に亡くなるのに，そこに介入
して無理に生命を引き延ばすものだ，というのだ。この批判が妥当する事例
もたしかにある。しかし高齢の場合でも胃ろうによって栄養状態を改善し，
嚥下（えんげ）訓練をおこなうことで，ふたたび口から食べられるようになり，QOL
が改善する事例もある。

　ある延命技術を一律に「ただ生命を引き延ばすだけ」のものと捉えるべき
ではない。生命倫理学者の安藤泰至がいうように，それが効果的な治療であ
るかどうかは，「個々の具体的な状況のなかで当事者（本人・家族）の生を支
えているといえるか否かによって決まってくる」ものだ[13]。

11）松田純『安楽死・尊厳死の現在——最終段階の医療と自己決定』中公新書，2018 年。
12）山崎章郎『病院で死ぬということ』文春文庫，1996 年。
13）安藤泰至『安楽死・尊厳死を語る前に知っておきたいこと』岩波書店，2019 年。

4．安楽死

　終末期に延命治療が功を奏さない場合，やむをえざる選択肢として安楽死を認めるべきだという意見がある。あるいは，安楽死の容認は「死ぬ権利」を認めること，究極の自己決定であると主張されることもある。次にこの問題について考えてみよう。

　安楽死は〈euthanasia〉という英語の訳語である。この語はラテン語に由来し，文字通りの意味は「よき死」だが，現在，生命倫理の文脈で議論される「安楽死」とは，死を間近に控えた病人を，本人の希望によって，苦痛の少ない方法で第三者，とくに医師などの専門家が死に至らしめることをいう。似た用語に〈慈悲殺mercy killing〉というものがある。本人の要請を受けて他の者が命を奪う，あるいは死を助けることをいう。また，医師が致死性の薬物を渡し，それを患者が自ら服用するといったケースをPAS（physician-assisted-suicide＝医師による自殺幇助）という。

　安楽死はさらにいくつかに区分されて論じられる。致死的な薬を投与するなど，死に至らしめる処置を進んでとる場合を積極的安楽死，生命維持のための処置を控えること・中止することで死に至らしめる場合を消極的安楽死という。また，死に至らしめることを目的としないが，QOLの維持を目的として特定の処置をとる／とらないことで結果として死期を早めることになる場合を間接的安楽死という。ほかにも尊厳死，平穏死，自然死という言葉が使われる場合があるが，多くの場合，消極的安楽死と同義のものとして使われている。

安楽死をめぐる日本の事件

　日本では積極的安楽死は法的に認められていないが，これまで，安楽死にかかわる事件がいくつか起こってきた。

東海大学病院事件

　1991年，東海大学病院に多発性骨髄腫で入院した55歳の男性の病状が悪

化，家族から治療中止を再三求められた医師が点滴，カテーテルなどを外したものの患者が苦しそうな呼吸を続け，家族の要請により，最終的に心停止を起こす塩化カリウムを注射，患者が死亡した。報道によって事件が明らかとなり，医師は殺人罪で起訴された。

この裁判で横浜地裁は，医師による末期患者に対する致死行為が，積極的安楽死として許容されるための要件として以下の4点を示した。

①耐え難い肉体的苦痛があること
②死が避けられず，死期が迫っていること
③肉体的苦痛を除去・緩和する方法を尽くし代替手段がないこと
④生命の短縮を承諾する患者の明示の意思表示があること

横浜地裁は，②を除く要件を満たしていないとして，1995年，この医師に対し懲役2年（執行猶予2年）の有罪判決を下した。

川崎協同病院事件

1998年，川崎協同病院に気管支喘息の発作で心肺停止状態となった50歳の男性が搬送され，昏睡状態に陥った。医師は気管内チューブを抜き，さらに准看護師に筋弛緩剤の注射を指示，男性は死亡した。第1審の横浜地裁は，死期が迫っているかどうかを判断する十分な検査がおこなわれていなかったこと，本人はもちろん家族への十分な説明がおこなわれていなかったことから，チューブを抜いた治療停止の行為についても許されないと判断した。高裁では家族の要請があり説明もないわけではなかったとして地裁判決を破棄，懲役1年6か月執行猶予3年の判決が言い渡された。被告が上訴した最高裁でも高裁判決が支持された。

射水市民病院事件

2006年，富山県射水市民病院で記者会見がおこなわれ，前年に外科医師が入院患者7人の人工呼吸器を取り外し，全員が死亡していたことが発表された。その医師はマスコミに登場し，自身の行為を安楽死ではなく，尊厳死であり殺人にあたらないと主張した。その後の報道で，患者本人の意思の確認はなかったが，家族との相談の結果であり，家族は感謝していると伝えられた。09年，富山地検は嫌疑不十分で不起訴処分とした。

東海大学病院事件で横浜地裁が示した4要件は，日本で積極的安楽死を許容すべき条件を議論する際に参照される。しかし，上記の事件はいずれも本人の意思の確認がなされないまま，医師によって手が下されている。

海外の動向

　現在，安楽死が国家レベルで合法化されているのは，オランダ，ベルギー，ルクセンブルク，カナダの4か国である。また，オレゴン州など米国のいくつかの州とスイスで自殺幇助（医師が致死薬を処方する）が認められている。

　オランダは世界ではじめて安楽死を合法化した国である。「要請にもとづく生命終結と自死介助（審査手続）法」が2001年4月に制定されたが，実際のところ，1970年代からいくつかの裁判があり安楽死をめぐる議論がなされていた。きっかけは，ポストマという女性医師が，78歳の実母にモルヒネを注射して安楽死をさせ，それに対して執行猶予付き1週間の拘禁刑を宣告された73年の事件である。

　また1991年，精神科医師のシャボットが50歳の女性の自死を介助する事件が起こる。夫のアルコール問題と家庭内暴力が原因で離婚したこの女性は，相次いで2人の息子を亡くす。自殺を試みた女性は精神病院に入院するが，オランダ自発的安楽死協会を通じて，シャボットと出会う。シャボットは他の治療は効果がないと考え致死薬を渡し，女性はそれを服用して死亡。シャボットは地裁，高裁では無罪とされたが，最高裁で94年，有罪だが刑罰はなしという判決が下された。

　1993年の遺体処理法の改正によって，一定の条件を満たすことで安楽死が事実上，合法化され，2001年安楽死を認める上述の法律が成立する。

　この法律では安楽死をおこなうのは医師である。患者の要請が，病状，予後についての情報提供を受けたうえで，自発的で熟慮されたものであり，「耐え難い苦痛」を避けるための合理的な解決策がほかになく，以上の要件を満たしているかどうかを別の独立した医師が確認した場合，安楽死が認められる。安楽死は届け出られ，地域の審査委員会で審査を受ける。

　この安楽死の要件における「耐え難い苦痛」は肉体的苦痛のみならず，精

神的苦痛も含まれる。死期が迫っているかどうかも問われない。上述のシャボット事件をふまえたためだ。安楽死できるのは18歳以上の成人だが，12歳以上の未成年も一定の要件を満たせば安楽死が認められる。オランダには家庭医制度があり，安楽死の9割ほどが家庭医によってなされている。

2015年のオランダ全死亡者14万7134名中，法にもとづく安楽死5518人，また法律の定めの外で自死を選ぶ「自己安楽死」が2680人，その総計8198人は全死亡者の5.6％に及んでいる。[14]

自殺ツーリズム

スイスの刑法には自殺幇助を罰する規定に「利己的な理由によって」という文言があり，利己的な理由がなければ罰を受けないという解釈にもとづき，自殺幇助がおこなわれている。2014年で742人のスイス在住者が自殺幇助によって亡くなっている。

注目されるのはスイス国籍をもつ人だけでなく，多数の外国人がスイスに渡り，自殺幇助により亡くなっている点である。「自殺ツーリズム」といわれるゆえんだ。

外国人にも自殺幇助をおこなっている民間団体ディグニタスは1998年創設，100か国以上に800名を超える会員をもつ。ドイツ，イギリス，フランスなど自国では自殺幇助が禁じられている近隣諸国の会員が多い。入会費，年会費のほかに自殺の準備，実際の介助，事後処理などに相当の費用がかかる。98年から2017年のあいだにディグニタスによる自殺幇助により亡くなった外国人はドイツ1150人，英国391人，フランス299人である。重い神経難病を患った日本人女性の安楽死がNHKの番組で取り上げられ，話題となった。[15]

尊厳死

現在，日本では積極的安楽死の合法化の実現に向けた議論はされていない。それに対し，消極的安楽死を「尊厳死」と呼び，生前の意思にもとづい

14）田中美穂・児玉聡『終の選択——終末期医療を考える』勁草書房，2017年。
15）「NHKスペシャル 彼女は安楽死を選んだ」2019年6月2日。

て，自身の望まない延命治療を拒否して死を選ぶことを法的に認めるよう求める動きがある。本人や家族の意思に従って延命治療を中止することは，厚労省や医師会のガイドラインにのっとって現状でもおこなわれている。これを法律というかたちで認めさせようということだ。

重度の障害のある娘をもつライターの児玉真美は，尊厳死を積極的に求める声に対して次のように問いかける。「私たちの願いは本当に『余計なことをせずにさっさと死なせてほしい』なのだろうか。私たちの本当の願いは，『今の医療のあり方を変えてほしい』であり，『私を，そして家族を，もっと人として尊重し，ていねいにケアしてほしい』ではないのだろうか」[16]。

先述のとおり，医師の山崎は延命治療の非人間的なあり様を描いたが，自身の実践するホスピスを「決して人間の死に場所ではなく，最後まで人間らしく生き抜く場所なのである」と述べている。

前節で説明したように，延命治療の意味，効果は，具体的な状況により変わってくる。本人の意思も変わりうるものだ。尊厳死の法制化については，それらの問題について十分に検討してその是非を考える必要がある。

5. 自己決定と死ぬ権利
——エリザベス・ボービアの事例

最後に本章の主題を考えるうえでさまざまな示唆を与えてくれるアメリカの事例を紹介しよう[17]。

1983年9月，脳性麻痺(まひ)を患う25歳のエリザベス・ボービアは，カリフォルニア州のリバーサイド病院に父の車で訪れ，自分で車いすを操作して救急救命室まで向かい，自身の身体的障害と精神的苦痛から逃れるために自殺したいと訴えた。

---

16) 児玉真美『死の自己決定権のゆくえ——尊厳死・「無益な治療」論・臓器移植』大月書店，2013年。
17) グレゴリー・E. ペンス『医療倫理——よりよい決定のための事例分析 1』宮坂道夫・長岡成夫訳，みすず書房　2000年，原著5版から新たな情報を補足。

彼女はほとんど全身が麻痺しており，足は動かせず，ある程度自由になる右手で電動車椅子を操作，顔面の筋肉も動かすことができ，ものを嚙んで飲み込んだり，話すことができた。重度の変形性関節炎のため，強い痛みにおそわれていた。

　彼女の両親は彼女が5歳のときに離婚，10歳まで母親と暮らしその後，養育施設に入った。18歳のとき住み込みの介護者とアパートで自立した生活を始め，大学入学検定の資格をとってカリフォルニア州立大学サンディエゴ校を卒業，さらに修士課程に進んだが，実習場所をめぐる大学との意見の対立から1982年に退学した。同年8月には文通相手と結婚，やがて妊娠したが流産し，夫は彼女の元を去る。彼女がリバーサイド病院を訪れたのは，その数日後のことだった。

　リバーサイド病院で彼女は餓死することを望んだが，担当医はそれを拒む。ボービアは訴訟を起こしたが認められず，病院は強制的栄養補給を続けた。訴訟のあいだ，発達障害者支援協会が，病院の外でろうそくをともしながら夜を徹して集会をおこなった。ほかの障害者のなかに同様のことをしようとする人が出てくることを恐れたためである。

　1984年7月，リバーサイド病院を出たボービアはメキシコの病院で望みをかなえようとしたが，それが不可能であると悟る。退院してモーテルに移った3日後，固形物の食物をとり，医師に治療を受けたいと告げた。

　1985年9月，南カリフォルニア大学医療センターに入院する。彼女の食べ，生きるという宣言が受け入れられ，苦痛を抑えるモルヒネ注入器が装着された。しかし2か月後，近くの別の公立病院に転院したボービアは，体重が少ないと判断した医師に強制的栄養補給をされる。麻痺した彼女の体は筋肉量が少なく，その体重が不健康だとは必ずしもいえなかった。

　ボービアは新たに訴訟を起こした。上訴したカリフォルニア州控訴裁判所では，判断能力のある成人の患者が死ぬために医療処置を拒否する権利を，プライバシー権の究極の行使であり，憲法に保障された権利であると判断された。彼女は治療を拒否して自死する権利を獲得した。

　だがボービアは自殺をしなかった。死の手助けを申し出る者が何人か現れ

た。彼女は自身の生命に対する権利を得て，この新たな友人が彼女に生きる理由を与えた。

　判決から10年後の1996年，彼女はカリフォルニア州の病院で24時間介護を受けて生きていた。モルヒネの点滴で痛みをコントロールし，起きているあいだはベッドでテレビを観るほかない生活で，体重は45キロほどになっていた。訴訟を支えてくれた友人の弁護士はうつ病に苦しみ92年，自ら命を絶っていた。テレビの取材に対し，幸せだとはいわないが，身体的には以前よりずっと快適だと語った。97年，彼女は病院を出てアパートで暮らしはじめた。10年越しの交渉の結果だった。

　困難な境遇のなかで彼女は自己決定の権利を求めつづけ，それが状況のなかで死ぬ権利の主張というかたちをとった。だが死ぬ権利を求めた彼女のたたかいは，深いところで，よりよく生きたいという希望につながっていたように思われる。

　冒頭に書いたとおり，私たちは死を免れない。しかし死ぬまで私たちは生きている。死を考えることは，死に至るまでどう生きるかを考えることだ。死ぬまで自分らしく生きたい，その願いにどうこたえるべきか，それが問われている。

●考えてみよう

- 厚生労働省がアドバンス・ケア・プランニングに「人生会議」という愛称をさだめ，啓蒙のために作成したポスターのひとつに批判が集まった。インターネットで調べて，そのポスターのどういう点が問題だったか，考えてみよう。

- 漫画『デスハラ』，映画『PLAN75』——それぞれ高齢者の安楽死，生死を選択する権利が認められた日本を舞台にした作品——をヒントに，作品に描かれている社会の是非について考えてみよう。

（三崎和志）

第Ⅱ部

深める・広げる

第 5 章

「人間の尊厳」と「パーソン論」

　人間の命は，なぜ尊いといえるのだろう？

　第Ⅰ部では，人間の生命とは〈どのようなもの〉であり，〈いつから／いつまで〉保護すべきかについて，いろいろな立場があることを述べた。また妊娠中絶から安楽死に至るまで，人間の命を〈誰が〉〈どのように〉守るべきかが問題になっていた。それでは，そもそも人間の生命を守るべきなのは，〈なぜ〉なのか？

　大学の授業などでそう問いかけると，誰もが困った顔をする。あるいは，命を失ったら取り戻すことができないのだから，尊いのは当然であり，〈どのように〉それを守るかを考えたほうがよいという意見もある。しかし，生命倫理の問題に〈どのように〉答えるかは，その人が〈なぜ〉人間の生命を守るべきだと考えているのか，という基本的な考え方に左右される部分がとても大きい。

　人間の価値に対する問いには，もちろんさまざまな答え方があるが，本章では西洋思想の文脈を次の二つに分けて記述する。生きている人間の存在をベースにした「人間の尊厳」と，知的な能力を基準として人を定義する「パーソン論」である。日本人にとっては，いずれの議論にも違和感をおぼえるような言い回しが多いだろう。しかし述べている内容そのものは，私たちが暗黙のうちに前提としている考えに対応するところが多い。とくに意見の対立が激しい問題については，理論的な枠組みを整理すると，なぜ互いに折り合えないのかがみえてくることもある。

1. 人間の尊厳

「尊厳」という言葉を聞いたことはあっても，日常で使うことはあまりないだろう。しかしこの言葉は，国際法や憲法，社会福祉や医療，生命倫理などの文脈で，とても重要な意味をもっている。「尊厳」がどんな場面で使われるのか，その用例を二つ紹介しよう。

DV被害を受けた女性を一時的に保護する施設（シェルター）を運営する近藤恵子さんは，「人間の尊厳を踏みにじる性暴力を許さない」と題した記事で，ある性暴力被害者の次のような言葉を紹介している[1]。

何万回も死にたいと思った。そして，何万回も生きたいと思った。

1日に何度も，身体が犯された感覚がフラッシュバックし，そのたびに激烈な嫌悪感や悔しさが心を切り刻む。刃物に手を伸ばす。高いところから飛び降りようとしてハッと我にかえる。そうしたことが繰り返される状況にもかかわらず生き延びた人のことを，敬意をこめて「サバイバー」と呼ぶ。死にたいと思いつづけるほどに彼女の尊厳は踏みにじられたが，生きたいと思うたびに尊厳が表れ出る。そのような葛藤のなかに人間の価値が表現されているともいえよう。

第2の用例は，旧優生保護法のもとで，障害があるとみなされた人びとに不妊手術が強制されていた問題に関して（第1章2節参照），「日本障害フォーラム」が出した声明のなかにみることができる。

政府は，未だ「旧優生保護法下の強制不妊手術は合法だった」という姿勢を崩しておらず，また法律そのものの憲法適合性（違憲性）についても見解を示していません。人権を無視し，障害を否定し，一人の人間の

---

1) 近藤恵子「人間の尊厳を踏みにじる性暴力を許さない」女性会議『女のしんぶん』2018年2月25日。

身体を暴力的に侵襲し，障害者の人間としての尊厳を否定する行為のど
こが合法的なのでしょうか[2]（傍点は筆者による）。

　彼らは怒っている。提訴に踏み切った被害者の何人かは，自分たちは知的
障害者でも精神障害者でもないと考えているが，周りからは「ばか」や「異
常者」扱いされ，何も知らされないまま麻酔をかけられて不妊手術された。
「たとえ障害を持つ人に対してであっても，強制的に不妊手術を行うのは不
正だ」と彼らはいう。手術の後遺症の痛みにも長く苦しんだが，なんといっ
てもつらかったのは，子どもができない体にさせられたことだ。子どもがほ
しいという願いを押し殺して生きる人生を押しつけた黒幕が，「国」だった
ことを知ったのは最近だという人が多い。
　「当時は合法だった」という政府の姿勢を，彼らは断じて許すことができ
ない。法律そのものが不正だったのだから，国が誤っていたことを認めて真
摯に謝罪してほしいというのが，彼らの切なる願いである。ここで「尊厳」
という言葉が使われているのは，強制不妊手術が「権利」の侵害であるとい
うだけでは足りないからであろう。障害者に対する一般的な偏見や蔑視につ
いて，被害を具体的に示したり補償金を請求したりすることは難しい。彼ら
にとっては，むしろ金銭的な補償よりも重要なものがある。そのため自分た
ちの人間としての「尊厳」に訴えて，「国」からの謝罪を求めているのだと
理解できる。
　これらの文脈で「尊厳」とは，人間として絶対に侵されてはならない大切
なものを指している。たとえば「日本人の誇り」や「専門職としてのプライ
ド」よりももっと根源的で，ただ生きている素のままの人間として，そこだ
けは守り抜かれるべきものにかかわる。性暴力は，心の奥にあるその人自身
を破壊するために「魂の殺人」ともいわれる。強制不妊手術は，体に手術の
傷を残すだけでなく，思い描いていた人生を根本的にくつがえす。さらに
「不良な子孫」を生む者としてのスティグマ（烙印）を押すことであるために，

2) 日本障害フォーラム「旧優生保護法による強制不妊手術問題に関する声明」2018 年 8 月 15 日。

「人間としての尊厳を否定する行為」だといわれる。スティグマとは，もともと古代社会で奴隷や犯罪者の肌に押された焼き印(いん)のことだが，現代では社会のなかで差別や蔑視の標的とされる特徴を広く指している。

　彼らは人間の尊厳を侵害された。ただ不思議なことに，どれだけ傷つけられ汚されたとしても，尊厳は決して失われない。それどころか尊厳は，性暴力のサバイバーの内面から輝きを放ち，強制不妊手術の被害者の言葉のなかで豊かに実るのである。

　尊厳とは，このように人間にとって大切な何かである。『広辞苑』をひくと，「とうとくおごそかで，おかしがたいこと」と書いてある。「尊い」とは価値が高いことであり，「厳か(おごそ)」とは重々しく気持ちが引き締まる感覚のことなので，何らかの意味で特・別・な・価値だと理解できる。そして「おかしがたい」というのは，人間として決して侵害されてはならないということだろう。それでは，決して侵されてはならない人間の特別な価値，尊厳とはいったい何なのか。

　しかし尊厳の侵害とは何なのかを，守られるべきもののリストのようなかたちで定義するのは不可能だといわれている。さまざまな個別の事情や，まったく新しいかたちでの侵害のリスクなどを考えると，そうした定義はむしろ危険だからだ。そこで以下では，西洋思想史のなかで「尊厳」が浮上した文脈をたどることで，その意味にアプローチしたい。

「尊厳」の起源

　古代ギリシアのソクラテス（前470頃-前399）は，アテナイ人たちにこう説いた。金銭や地位のためよりも，「精神をできるだけ優れたものにする」ために気を配るべきだ，と。つまり人間には金銭や地位などでは測れない内在的な価値があり，その価値を高めるように努力すべきだという。古代ローマ時代，この思想がラテン語に翻訳され，「尊厳(ディグニタス)（dignitas）」という言葉があてられたとされる。

　キリスト教の『聖書』では，創世記に「神は御自身にかたどって人を創造された」と書かれている。つまり人は神に似たところをもつ存在であるとい

う。キリスト教においては全価値が神に由来するので，その神との類似性をもつ人類にも高い価値が認められる。第1章でも述べたように，キリスト教徒にとって「人（person）」は，とても大切な概念である（倫理学用語としては「人格」と訳される）。なぜならこの概念には，神によって創造された人に，神によって救済されるための計画が内在するという信仰が結びついているからだ。

　人は肉体と霊魂が結びついたものだとされるが，現代のカトリック教会は，いつ霊魂が宿るのかという問題をめぐって，現代遺伝学に「重要な示唆」をみている。つまり卵子と精子が結合して受精卵ができたとき，双方に由来するDNAが合わさって，受精から死まで変わらない個人のゲノム構成が定まる。そのためカトリック教会は，受精の瞬間から死までを人として尊重すべきだと主張する。この思想は，性に対する責任ある態度や，結婚した男女によって子どもたちが大切に育てられるべきだという家族観など，キリスト教徒の道徳的な生活観に深く根差している。彼らがヒト胚の毀損や妊娠中絶を厳しく批判するのはこのためだ。

カントにおける「尊厳」

　さて，人間の尊厳を近代的な仕方で，つまり宗教に依存しないかたちで定式化したのは，ドイツの哲学者イマヌエル・カントである。カントは，人間が自由な存在であり，しかも道徳的な意志をもつことが可能な存在であるという点に，尊厳を見出した。

　カントによると，あらゆるものは価格あるいは尊厳をもつ。価格とは，「その代わりに何かほかのものを等価物として置くことができる」ような価値である。10カラットのダイヤモンドでも，何億円か出せば買うことができる。「これに反し，あらゆる価格を超え，したがって等価物の存在をゆるさぬものは，尊厳をもつ」。つまり人は交換不可能であり，ある人を別人や別のものによって置き替えることができない。そのため人には値段がつけられない。

　ただし人には交換可能な面もある。モノをつくったりサービスしたりする仕事は，ほかの誰かが代わっておこなうことができる。カントは，人には交

換可能な面があることを認めながら，しかしそれ˙˙だ˙け˙ではないことを，次の道具化禁止公式によって述べている。

　　あなたの人格にも他のすべての人の人格にもある人間性を，あなたがい
　　つも同時に目的として用い，決して単に手段としてのみ用いない，とい
　　うように行為せよ。[3)]

　人を「単˙に˙手˙段˙と˙し˙て˙の˙み˙」用いるというのは，まさに上述の性暴力の例にあてはまる。女性をたんに欲求を満たすための道具としてのみ扱い，自分と同じ人間であり，自由な意志をもつ存在だということをまったく顧（かえり）みないからだ。
　すべての人間は自由な意志をもつ存在として扱われるべきである。人間が「尊厳」に値するとされるのは，自分が守るべきルールを自分で吟味する可能性をもつ自律的な存在だからだ。このことをカントは次の普遍化公式によって述べている。

　　それ自身が同時に普遍的法則になりうるような格率にしたがって行為せ
　　よ。

　「格率（マクシーメ）（Maxime）」とは，それぞれの人が，自己の行為を決定するときに自分で定めている行動方針のことである。
　あなたの行動方針を，どこでも誰にでも通用するルールにしてみよう。もしあなたが「自分の得になるならウソをつく」というルールに従って行動しているなら，それをほかのみんなが採用するとどうなるだろうか。得になると思えば，みんながウソをつくのである。すると自分だけが得をするという目的が達成されないだけでなく，ほかの人たちのことをまったく信用できなくなって，そもそも社会というものが成り立たない。ただしカントは，結果

---

3) カント「人倫の形而上学の基礎づけ」野田又男訳，『世界の名著32』中央公論社，1972 年。ただし翻訳は筆者による。

的に得をするからルールを守るのではなく，みんなが共有できるようなルールを守ることが人間の義務であるからこそ，それを意志すべきだと考えた。結果的な損得ではなく義務にもとづくという意味で，義務論とも呼ばれる。

　カントが人間性に尊厳を認めるのは，自分の格率が普遍化可能であるかどうかを，自ら考えることが可能な存在だからである。もっとも，実際に誰でもいつでも自分の行動指針を吟味しているわけではない。それどころか，いかに他人を出し抜いて自分だけが得をするかを考えている人のほうが多いのかもしれない。それでもカントは，自分のルールを普遍化できるかを考慮することが，「理念においてわれわれに可能」であるというだけで，つまりすべての人間にはそうした考慮をしうると考えることができるというだけで，人間性に尊厳を認めた。

現代における「尊厳」

　さて，話は20世紀に下る。周知のように，人類は2度の悲惨な世界大戦を経験した。とくに第二次世界大戦では，カントが予想しなかったであろう抜け道を使って，人間の尊厳を踏みにじる出来事が起こってしまった。つまり，人間性に尊厳があるとしても，人として「生きるに値しない」人間たちだとみなしてしまえば，尊重する義務はどこにもないという理屈が立てられ，それが実行に移された。具体的には，ドイツのナチスによる障害者安楽死計画やホロコースト，人体実験などだ（第6章参照）。終戦後，国連憲章や世界人権宣言に「尊厳」という言葉が入れられたのは，保護される人間の範囲から一定の人びとを排除する抜け道をふさぐ意図がある。ここでは世界人権宣言の前文をみておこう。

　　　人類家族のすべての構成員の固有の尊厳と平等で譲ることのできない権
　　　利とを承認することは，世界における自由，正義および平和の基礎であ
　　　る。

　「人類家族」と訳したのは，human familyという言葉だ。この言葉には次

の二つの意味があると解釈できる。

　第1にfamilyは，ヒトという生物種を指す。生物分類学では，生物を種・属・科・目などに分類するが，このうち「科」と訳されているのがfamilyである。この場合は分類のランクではなく生物種を指しており，human familyはヒトすなわちホモ・サピエンスを意味していると理解できる。

　第2に，文字通り「家族」という意味合いを汲み取ることが可能である。今日のアフリカにあたる土地で生まれた人類の祖先が，どのような経路を通って世界中に広まったのかが明らかにされている。つまり全人類は共通のルーツをもつ血縁者なのである。

　このように「人間の尊厳」は，普遍主義，つまり人間であるかぎり例外なくすべての存在に尊厳という特別な価値を認める立場である。

　この原理が生命倫理の問題，たとえば妊娠中絶や出生前診断の問題に適用されると，胎児の生命を保護すべきという主張の根拠となる。出産前の胎児も，生物種として人間であり，生きているのだから，尊厳があるとされる。もっとも，重点の違いによっていくつかの異なる主張がある。述べたように，カトリック教会は，胎児も「人格」であって，妊娠中絶は絶対に許されないと主張する。この思想を背景として，中絶やヒト胚研究などを絶対的に禁止するためには，「尊厳」を持ち出しさえすればよいと考える人びともいる。こうしたやり方は，すぐに議論を打ち切ってしまうための「ノックダウン式の」議論だという批判もある。

　これに対して，ヒト胚や胎児が「人格」かどうかという問題を棚上げにしておく立場もある。第1章で述べたように，ドイツでは，胎児の生命の価値についてカウンセラーと話し合うことなどを条件として，妊娠中絶は処罰されないと規定されている。なぜなら，胎児の生きる権利を守ることは重要だが，女性が自分の人生を送る権利もあるからだ。どちらの基本的権利をも根拠づけるのが，人間の尊厳だとされる。つまり人間に生きる権利があるのも，誰もが自分らしい人生を送る権利をもつのも，人間に尊厳があるからだ，と。

2．パーソン論

第1節では，すべての人間に尊厳があり，それゆえ等しくその生が尊重されるべきだとする考えをみてきた。しかし，これと大きく異なる主張がある。

ここでは，オーストラリア出身の生命倫理学者ピーター・シンガーの議論を中心にみてゆく。前節で扱った「人間の尊厳」がヨーロッパ大陸系の議論であるのに対して，シンガーに代表される「パーソン論」は，英米的な議論の特徴をよく示している。もっとも，生命倫理に関するイギリスや米国などでの議論において，シンガーの理論が支配的な役割を果たしているわけではなく，むしろ極端な立場とみなされている。しかし以下で述べるように，「人格」の概念史におけるひとつの伝統を受け継ぎ，経験論哲学と功利主義を生命倫理に適用した議論としては徹底したものなので，議論の対立を整理するうえで有益である。

「人格」のもうひとつの起源――ペルソナ

さて，前節ではキリスト教における人格概念について述べたが，シンガーはまた別の人格概念の伝統を引き合いに出している。

> 「人格」という言葉は，古典的演劇において役者がつけた仮面のラテン語に起源を発している。仮面をつけることによって役者たちは彼らがある役割を演じていることを示した。後になると，「人格」は人生においてある役割を演ずる人，行為者であるような人を意味することになった[4]。

古代ギリシア・ローマの演劇では，ちょうど日本の能のように，役者はペルソナと呼ばれる仮面をつけて演じた。仮面の種類によって「役」が決めら

4）ピーター・シンガー『実践の倫理（新版）』山内友三郎・塚崎智監訳，昭和堂，1999年。

れており，観客たちはそれを見て登場人物のキャラクターを理解した。この
ペルソナを語源として，英語のパーソン（人，人格）という言葉ができた。
したがってパーソンにも「人生におけるある役割」を演ずる「行為者（agent）」
という意味があるのだという。つまり英語のパーソンは，行為を通じて〈そ
の人らしさ〉を示す存在を表している。そのため「パーソナリティー」と言
えば，ある人の性格特性を表す言葉になる。

　また古代ローマ法において，「ペルソナ」には被告・原告・弁護人・裁判
官など，裁判における役割を示す意味があった。のちに法的な地位をもつ自
由人のみをペルソナと呼ぶようになり，奴隷は「もの」として扱われるよう
になった。つまりすべての人間を指すキリスト教の人格概念とは違って，人
間のうち権利を認められた者だけがペルソナだったのである。

パーソンは自己意識をもつ

　シンガーによれば，「人間」という言葉には二つの意味がある。ひとつは
「ホモ・サピエンスという種の構成員」という意味であり，もうひとつは次
のような意味である。

> 　「人間」という言葉については別の用法もある。これはプロテスタント
> の神学者で倫理問題について広範な著作を発表しているジョーゼフ・フ
> レッチャーによって提案されたものである。フレッチャーは，彼が「人
> 間性の指標」と呼ぶもののリストを作成したが，それには次のような
> のが含まれている。自己意識，自己制御，未来の感覚，過去の感覚，他
> 人と関わる能力，他人への配慮，意思伝達，好奇心。我々が他人を称賛
> して，彼女は「ほんとうの人間」だとか「ほんとうに人間的な性質」を
> 示しているとか言う時，我々が考えているのはこのような意味での人間
> である。

　たしかに「ヒューマン・ドラマ」などというとき，「他人への配慮」にあ
ふれた主人公が，心温まるストーリーを展開していくさまを思い浮かべる。

他者に配慮することなど知らない冷酷な人物のことを「非人間的」ともいう。このような意味で人間らしさをもつ存在だけを,「人格 (person)」と呼ぶべきだとされる。

　ただし,それらを基準として人間らしさのレベルを評価することができるのかは疑問だ。たとえば,とてもつらいことがあって家から出られない人は,「他人とかかわる能力」が欠如した状態にあるのかもしれないが,つらいときに落ち込むことこそ人間的であるとはいえないだろうか。完璧に自己制御する人には人間らしさを感じないこともあるが,ときどき自分をコントロールできない人には「人間だもの」と声をかけてあげたくなる。このように,「人間」という概念は,フレッチャーやシンガーが考えるより複雑だろう。

　ともあれ「自己意識」をもつことを人であることの基準とする考え方は,経験論哲学の伝統にのっとっており,その流れをくむ多くの倫理学説に影響を与えている。シンガーは,イギリスの哲学者ジョン・ロック (1632-1704) の定義を引き合いに出す。

　　ジョン・ロックは,人格を「合理性と反省能力を持ち,異なる時・所にいても,自分は自分であり同じ思考する存在だと見なしうるところの思考する知的存在」だと定義している。

　シンガーは,このロックの定義にならって,「私は『人格』を〈合理的で自己意識のある存在〉の意味で使用することにしよう」と述べる。

　第1のポイントは,「異なる時・所にいても,自分は自分であり」という部分である。「異なる時」にいる自分とは,たとえば昨日の自分と今日の自分のことだ。「異なる所」にいる自分とは,たとえば家にいる自分と学校にいる自分のことだ。さて,あなたは昨日のこの時間にはどこにいただろうか？　昨日の自分と今の自分が同じ自分だということを,どうやって知るのだろう？

　たとえば,昨日の今ごろ家にいてチョコレートを食べていたときの感覚を今思い出すとしよう。そのチョコレートは高級品で,カカオがふわっと香り,

舌の上でとろけた。そんな生々しい感覚をおぼえているのだから，そのチョコレートを食べたのは自分以外の誰でもない，というわけだ。ロックは，今の自分に過去の自分の記憶があることが，過去の自分が今の自分と同じであることの証拠だと考えた。これを記憶説という。

　過去の自分と今の自分が同じ自分であり，ひとつの存在としてありつづけているということを，人格の同一性（アイデンティティ）という。「同一性」というのは，「同じであること」という意味だから，式で表すと「A＝A」になる。「過去の私は今の私と同じである」という文章は，「（過去の）私＝（今の）私」と表せる。今私が「私」といった瞬間に，私は〈この私〉を指し示している。このように，時間を通じて，またはこの瞬間に，私が私を意識するはたらきのことを，自己意識という。「人間の尊厳」が存在の同一性を基礎としていたのに対して，パーソン論は自己を意識する能力をもつ「私」の同一性を問題にしている。

パーソンは合理性をもつ——功利主義

　ロックによる人格の定義の第2のポイントは，「合理性と反省能力を持ち」，「思考する知的存在」だということである。シンガーが「合理性（reason）」という概念によって考えているのは，功利主義的な観点から利益を最大化するために考慮し選択する能力である。

　功利主義は，イギリスのジェレミ・ベンサム（1748-1832）が提唱した倫理学上の立場である。彼によれば，より多くの快楽をもたらす行為が善であり，苦痛をもたらす行為は悪である（快楽説）。ベンサムは，それぞれの個人が経験する快楽や苦痛を集計して，結果として最大の善をもたらすことが，社会のルールを決め，政治をおこなう際の基準であるべきだと主張した。

　功利主義は，現代でも英米を中心として広く支持されている倫理学説である。行為の結果でなく義務を重視したカントとは違って，功利主義は，個人や政府の行為，社会制度などがもたらす結果を重視する（帰結主義）。その結果について判断する基準は，社会全体の幸福にほかならないとされる（福利主義）。ただしその幸福とは，あくまでもそれぞれの個人の幸福であって，個人を離れた社会の善などというものは認められない。またベンサムは「一

人を一人として数え，一人以上には考えない」ことを要求した。つまり特定の誰かの幸福を重視したり，別の誰かの幸福を考慮に入れないことは許されない。このように功利主義にとって公平性は欠くことのできない原理である[5]。

　ベンサムは，それぞれの人が感じる快楽と苦痛を幸福の基準としたが，ある人がどれくらいの快楽や苦痛を感じているのかを，ほかの人がどうやって知るのかという点で問題がある。そのため現在では，幸福を選好充足（せんこう）によって定義するのがふつうである。「選好（preference）」とは，与えられた選択肢のどちらをどのくらい好むかということである。ある人が選んだことが実現すれば，選好が充足され，幸福のために役立ったことになる。人はときに不合理な選好をするものだが，功利主義者が幸福の最大化について議論する際には，「合理的な」選好について語られる。実際の選択ではなく，十分な情報や冷静な判断力など一定の条件が揃った状況を想定して，幸福を増すために役立つ選択について考えるのである。シンガーは，合理的に選好することを可能にする能力のことを「合理性」と呼んでいるが，人びとが常に合理的選好をおこなっていると述べているわけではない。

パーソンでない存在を殺すことの何が悪いのか

　前項でみてきたように，自己意識と合理性をもつ存在が「人（person）」であると定義することから，シンガーらの立場は「パーソン論」と呼ばれる。自分を意識する存在だけが，将来も自分として生きつづけたいという欲求をもち，生きつづけることを選択することができる。他方，自己意識と合理性をもたない存在にとって，殺されることは何ら悪いことではないとシンガーはいう。これから得られるだろう快楽を期待する知性がなければ，今殺されても何の不利益もない。自己意識がなければ，この私が殺されたという意識をもつこともない。そのためシンガーは，胎児はもちろん，生まれてからそうした能力を獲得するまでのあいだの赤ちゃんを殺すことも，それ自体は悪

5）伊勢田哲治・樫則章編『生命倫理学と功利主義』ナカニシヤ出版，2006 年。

いことではないという。ただし親がその子の生存を望んでいる場合には，子を殺すことが親に不利益をもたらすから不正なのだとされる。したがって望まない妊娠の場合や，障害児が生まれて誰もその子を育てることを望まなければ，妊娠中絶や新生児殺しは正当化されるという。さらに，自己意識や合理性をもちえないほど重度の知的障害をもつ人間や，いわゆる植物状態に陥った人間の殺害は不正でないとされる。

　シンガーの理論が極端な立場とみなされていることは，最初に述べた。しかし英米の議論が，これほど極端なかたちでなくとも，経験論や功利主義の影響を受けていることは押さえておくべきだろう。たとえば，第1章1節で述べたように，イギリスの「ウォーノック報告」(1984年) は，ヒト胚研究に関する各国の規制に大きな影響を与えている。この報告は，受精後15日めに「原始線条」と呼ばれる溝が現れ，細胞の分化が始まるまでは，ヒト胚を研究に用いてよいと結論した。とくに外胚葉からは脳や神経が形成されるので，それ以前は，合理性や自己意識の能力どころか，その萌芽さえ見出すことはできない。だからそれまでは人とは呼べないというわけである。

パーソン論vs.障害者?!

　シンガーの議論がとりわけ物議を醸すのは，次のような言い回しのせいである。

> たとえばチンパンジーを殺すのは，生まれつきの知的障害のために，人格ではないし，決して人格でありえない人間を殺すのに比べて，より悪いように思われる。

　このような言葉を聞いて，障害者たちは激怒した。1989年にドイツで予定されていたシンガーの講演は，障害者団体の抗議によって中止された。91年のスイスでの講演では，聴衆の3割ほどから「シンガー出て行け！」の合唱が起こり，それでも講演しようとしたシンガーに近づいた抗議者のひとりが，彼のメガネをつかんで床に叩きつけたという。おそらくシンガーは，抗

議の声をあげる人びとはまぎれもなく人格であり，この理論に従えばあなたがたの生命は守られるのだということだろう。しかし障害者たちからみると，たとえ知的障害が軽度であったとしても，重度の知的障害者から厳密に区別され，生きる権利が守られる保証がどこにあるのだ，ということになる。

シンガーがあえてこうした言い方を選ぶのは，動物に対して，人間だけを特別に価値ある存在とみなす「種差別」を批判するためでもある。白人が黒人やアジア人を人種によって差別する「人種差別」が不正であるように，人間がチンパンジーやイルカを生物種によって差別するのも不正であるという。感覚能力や知的能力が同じであるなら等しく，異なるならそれに応じた扱いをすべきだとされる。これは動物保護運動を支える理論のひとつである。

しかし障害者差別という文脈からみれば，シンガーの言説は障害者の生命を脅かすものになる。チンパンジー以下の知的能力しかない人間は，それだけ生きる権利も弱いという主張は，すべての人間には平等に生きる権利があるとする「人間の尊厳」の考え方と真っ向から対立する。公平を旨とする功利主義者であるシンガー自身が差別意識とは無縁であると仮に認めるとしても，彼の言説が障害者差別を煽っていることは否定できないだろう。

以上のように，人間の尊厳とパーソン論とは，さまざまな点で対立する。述べたようにパーソン論には重大な問題が含まれるが，人間が快楽を求め苦痛を避ける功利主義的な面をもつことや，経験論哲学が示したように，自己認識のアイデンティティが人間にとって非常に重要な役割を果たすことは，生命倫理を考えるうえで大切な基礎となる。たとえば人格の同一性の問題は，AIDで生まれた人の自己認識について考えるためのカギである（第2章参照）。

もっともこうした理論的対立は，数百年以上にわたって議論されつづけているものであって，実践的な問題の解決や合意形成のために直接には役立たないことも多い。理論と実践，抽象的な議論から具体的な事例までを広く視野に入れることが求められる。

●考えてみよう

- この章では性暴力と強制不妊手術の例をあげて,「尊厳」という言葉によってしか表せない人間の特別な価値について考察した。ほかに「尊厳」という言葉が使われている文章の例を探して, その言葉がもつ意味について考えてみよう。

- 映画『レナードの朝』(1990年米国) には, 神経系疾患によって硬直したままほとんど動かず, 特定の刺激にのみ反応する患者たちが出てくる。そうした状態の彼らは「自己意識」や「合理性」をもつのだろうか？さまざまなシーンから自己意識と合理性の有無について推測してみよう。

（小椋宗一郎）

第 6 章

優生思想を超えて

　この章では，優生思想の負の歴史をたどり，その克服のための倫理について考える。

　19世紀末に優生学という〈科学〉が成立して以来，優生学にもとづいた政策が各国でとられ，多くの人間が犠牲がとなった。人間の優劣は生物学的に決定しており，劣った者を社会から排除しようという優生思想は，現在もなお克服されているとはいいがたい。

　優生思想を克服するために私たちの倫理に求められるものは何か，決定的な回答が存在するわけではないが，いくつかの可能性を探ってみる。

1. 相模原事件から考える

　2016年 7 月26日，神奈川県相模原市の県立の障害者施設「津久井やまゆり園」で元施設職員の男性が19人の入所者を刺殺，26人の入所者と職員に重軽傷を負わせた。大量の殺傷事件であるだけでなく，その対象が知的障害者であったこと，その加害者が元職員であったことから大きな衝撃をもって受けとめられた。

　犯人は犯行に先立ち衆議院議長に手紙を書いている。そこで彼は「障害者は人間としてではなく，動物として生活を過しております。車イスに一生縛られている気の毒な利用者も多く存在し，保護者が絶縁状態にあることも珍しくありません」と述べ，「私の目標は重複障害者の方が家庭内での生活，及び社会的活動が極めて困難な場合，保護者の同意を得て安楽死できる世界」だとし，「障害者は不幸を作ることしかできません」と断言する。そし

てそのような障害者の死が「世界経済の活性化，本格的な第三次世界大戦を未然に防ぐこと」に資すると述べる。

　障害者とその家族がたいへん厳しい境遇にあるという彼の認識には，たしかに間違いといえない部分があるだろう。しかしその認識が，この犯人の場合，障害者福祉，家族のサポートの充実という方向でなく，障害者の存在の抹殺という方向をとった。障害者は不幸しかつくれず，その抹殺は経済上の益になると考えるのだ。

　2020年3月，横浜地裁で死刑判決が言い渡され，弁護人による控訴を被告が取り下げたため，刑が確定した。

　この犯人の考えを，常軌を逸した異常なものとして否定するだけですむだろうか？　私たちと私たちの社会はこういう考えと無縁だといえるだろうか？

　人間の優劣を生物学的な基準で測れるとする考えは「優生思想」と呼ばれる。相模原事件の犯人の手紙は，優生思想——後述する優生学に由来し，優生学的な発想にもとづく考え——の先鋭的な表現である。以下，その歴史を振り返ってみよう。

2.　人類は生物学的に〈改良〉できるのか
——優生学の始まり

　優生学と訳されるのは英語のeugenicsであり，「よい種」を意味するギリシア語からつくられた。この新たな学問を提唱したのはイギリスのフランシス・ゴルトン（1822-1911）だが，彼は進化論で知られるチャールズ・ダーウィン（1809-1882）のいとこであった。

　生物は世界の始まりからずっと今のような姿をしていたわけではなく，自然の淘汰（selection＝選択）のはたらきにより変容を遂げ，今の生物種が生き残ったというダーウィンの考え方にゴルトンは影響を受けた。そして，現在の社会においては福祉事業や医療制度によって自然淘汰の力が人間に及ばな

くなり，結果，人間が生物として劣化する〈逆淘汰〉の恐れがあると考えた。そこで動植物を改良するように人為的な淘汰によって，人間を生物学的な劣化から守るとともに，生物学的により優秀な人間をつくりだすことが必要であると考えた。優生学とは，そのような人間の生物学的改良をめざすものであった。

　ゴルトンが優生学を構想した時代，19世紀終わりから20世紀初頭にかけて，他国に先駆け資本主義が発達したイギリスでは，貧困な労働者階級が増大していた。1870年に初等教育を義務化する法律が成立するが，実際のところ，劣悪な生活環境におかれた極貧層の労働者階級の子どもたちは，授業についていくことができなかった。85年におこなわれた5万人の児童を対象とした調査では9186人の精神・神経系の障害児がいるとされた。この調査は教師からの聞き取りによるもので，方法的に正確なものとはいえず，およそ5人に1人の子どもが知的障害を抱えているという事態は現実としては考えにくい。むしろ劣悪な生活環境のため学校の授業についていけない子どもが障害をもっていると判断されたのだろう。

　また，一般的に一組の夫婦がもつ子どもの数は，その社会の生活水準の向上につれて少なくなる。衛生や医療の向上による乳幼児死亡率の低下，福祉制度の発達による老後の生活を子どもに依存する必要の低下，子どもを成人させるための教育費をはじめとするコストの上昇など，さまざまな要因があるが，歴史的にも国際的にもその傾向は確認できる。しかし，当時のイギリスでは，貧しい家庭の子だくさんが，生物学的に劣悪な人間の増加として捉えられた。ある調査では一般の女性が4人の子どもをもつのに対し，環境が劣悪な家庭の女性は平均7.3人の子どもをつくるとされた。優生学は，貧困階級は遺伝的資質が劣ると考え，その人口増加を生物学的劣化と捉えたのである。

　19世紀後半の，欧米における知の構造的傾向を科学史家の米本昌平は「19世紀自然科学主義」と呼ぶ[1]。それは「人間のふるまいやその社会までも含

1）米本昌平・松原洋子・橳島次郎・市野川容孝『優生学と人間社会』講談社現代新書，2000年。

む一切の現象を，非擬人的，非超自然的，自然科学的に統一的に解釈しようとする哲学傾向」である。この種の知では，たとえば貧富という社会に由来する問題が，個人の生物学的資質に帰される。人間の能力や性格を主に決定するのは生まれか育ちかという問いに対して，自然科学主義が重視するのは圧倒的に前者である。ある問題を自然科学（だけ）が解決可能だと考えることで，その問題の社会的な性格が結果的に覆い隠される危険がある。

　ちなみにゴルトンは，遺伝を統計的な正規分布に従うと考え，大量のデータを統計的に解析してその傾向を明らかにしようとした。メンデルの遺伝の研究が広く知られるようになるのは1900年のことであり，顕性／潜性といった遺伝の法則をゴルトンは知らず，遺伝学はまだ確立していなかった。その意味で，ゴルトンの優生学は自然科学としても不完全なものだった。

3. 優生政策の各国での展開

　優生学の主張を受け，国民の生物学的な劣化を防ごうとする優生政策が各国でおこなわれるようになる。

　優生学にもとづく具体的な人間〈改良〉の方法は，生物学的に優れた人間を増やす〈積極的〉優生と生物学的に劣った人間を減らす〈消極的〉優生という二つに大別される。前者を適用することは現実には困難であり，歴史的に実行されたのは後者のほうである。ここではそういう政策のひとつである断種法についてみてみよう。

　断種法とは，何らかの理由によって子どもをつくることを不適格だとした者に対し不妊手術を施すことを認める法律である。イギリスでの優生学の展開を受けてアメリカのインディアナ州で1907年に世界初の断種法が成立した。法案成立に尽力した少年院付外科医ハリー・シャープは，断種がアメリカにおける犯罪者と精神障害者の急増に対する有効な政策だと考えた。その後アメリカでは32州で同様の法が成立した。

　1909年に成立したカリフォルニア州の断種法では，刑務所の収監者が対象

とされた。犯罪が遺伝的特質にもとづくと考えられたためである。精神病者と認定され施設に収容された者は，断種手術と引き換えに退所が許された（違憲の疑いを回避するため，「精神遅滞」の人間については両親か後見人の同意書が必要だとされた）。もちろん現在に至るまで，犯罪や精神疾患に関して遺伝的特質がそのような措置を必要とするほど決定的意味をもつことは実証されていない。21年までに全米で3233件の断種がおこなわれたが，カリフォルニア州の実施数はそのうち79％を占めた。ナチス・ドイツにおける断種法はカルフォルニア州の実績を検討したうえでつくられた。

北欧の事例

　北欧の国々は手厚い福祉国家として知られるが，そういった国々でも優生政策はおこなわれた。デンマークでは1920年初頭，手厚い社会福祉を実現するためにはそれを必要とする国民の数を抑えなくてはならないという考えから，福祉国家を推進する社会民主党の政治家が優生政策を進めた。結果，29年にヨーロッパで2番めの断種法が成立する。同性愛者を含む性犯罪の恐れのある者，精神病院などで生活する者への不妊手術が，本人の合意か後見人の代理申請によって合法化された。

　スウェーデンでは1934年に断種法が制定された。精神疾患などにより子どもを養育する能力がないとみなされた場合，また疾患が次世代に遺伝すると判断された場合，不妊手術の実施が許された。本人の同意は不要で，保健局の審査ないし医師の鑑定によって決められた。41年の改正で本人同意の原則が明記されたものの，本人に法的な同意能力があるか疑わしい事例，施設での待遇改善や退所と引き換えにする事例など，本人の自発的同意とはいえない事例が多くみられた。また，この改正で対象が精神障害者から「反社会的な人」たちにも拡大された。

　ある男性は，早くに父を亡くし母との折り合いが悪く，素行不良を理由に14歳で児童保護施設に収容された。施設では重労働が課され，断種しなければ21歳まで施設を出られないといわれ，退所と引き換えに17歳で断種手術を受けた。精神障害の認定も受けたが，本人は問題行動があったものの知能が

低かったわけではないと語る。その後結婚，離婚を経験したが，子どもができなかったことがその理由のひとつだと彼は考えている。再婚後，回復手術を受けたが無駄だった。

この法律による断種は，本人の明確な同意なしには不妊手術を認めないとする1975年の法改正まで続いた。97年，この事実がメディアでスキャンダルとして取り上げられ，政府は調査委員会を設立，被害者への補償をおこなった。

以上のように，優生思想にもとづく不妊手術は，自由主義のアメリカ，社会民主主義の北欧福祉国家においても実施されていたのである。

ドイツの場合——人種衛生学と断種法

次にドイツで何が起こったのかをみていこう。ドイツでは20世紀はじめから優生学の影響を受けた人種衛生学が発展する。文明化によって人間の自然淘汰が有効に機能していないという認識から，「人工的手段による劣等者の排除と優秀者の増殖を通して失われた淘汰原理を回復し，人類を生物学的退化の淵から救済すべき」だという考えは，優生学と同じである。1905年に設立された人種衛生学協会はヴァイマール共和国の末期には，行政に政策提言をおこなうまでの影響力をもつようになる。

ナチスが政権を掌握する前年の1932年，行政，医師会，法律家，プロテスタント教会などの各集団で，優生学の見地からの断種について具体的な範囲・条件などが検討されていた。そこにナチス，ヒトラーが，その政策を実行に移す強力な政治勢力として登場した。ナチスが政権を掌握した33年7月にドイツの断種法は公布される。

断種の対象者は「先天的精神薄弱」，「分裂病」，「循環性精神病（躁うつ病）」，「遺伝性舞踏病（ハンチントン舞踏病）」，「遺伝性盲」，「遺伝性聾」，「重大な遺伝的肉体的奇形」のいずれかひとつに罹患したものとされたが，舞踏病を除けば，今日においても遺伝性かどうか判断が困難なものである。さらに，ドイツの断種法ではアルコール依存症患者も対象とされた。

本人が法的な決定能力や意思能力をもたないとされた場合，法定代理人あ

るいは病院や療養所，刑務所などの施設の長，つまり本人以外の申請が広く認められた。断種法による犠牲者の数は約40万人，手術の失敗で5000〜6000人が死亡したとされる。

　断種法は人種衛生学にもとづく政策であったが，それを実現したナチスの思想と人種衛生学には基本的発想に大きな相違があった。人間という種の向上を考える人種衛生学に対し，ナチスの人種観は，人間もさまざまな人種があり，その人種間には優劣がある，優秀なドイツ民族の血を守るとともにドイツ民族の〈生存圏〉を力によって確保・拡大する，というものだった。

　1939年9月1日，ドイツがポーランドに侵攻し，第二次大戦が始まる。同日に断種の中止命令が出された。その時期からナチスの優生政策は劣等とされる人間の殺害という形態に変化するが，これは優生学からの決定的な逸脱といえる。なぜなら，生命倫理学者の市野川容考がいうように，「『低価値者』とされた人びとが生まれないようにするために，遺伝の仕組みを解明し，またそのための技術を開発しようとする」のが優生学であり，「そうした人びとを生後，殺害というかたちで淘汰することが許されてしまうのなら，優生学はその存在理由を失ってしまう」ことになるからだ。

　強制断種は中止命令の後も，数を減少させながらも1945年の終戦まで継続され，犠牲となった人は20万人から35万人にのぼると推計されている。[2]

「生きるに値しない生命」

　ナチス・ドイツの人種思想はより先鋭なかたちで具体化した。もっとも知られたものは600万人に及ぶとされるユダヤ人の大量虐殺である。中世に始まるヨーロッパのユダヤ人迫害は，元来は宗教的なもので，ユダヤ教徒の迫害であったが，19世紀末には優生学や民族衛生学の影響によりユダヤ人が人種と捉えられ，差別・迫害の対象となった。ここに近代以前のユダヤ人差別との大きな違いがある。

　しかし実際にユダヤ人を人種として明確に規定することは困難だった。ナ

2）小俣和一郎『ナチスもう一つの大罪──「安楽死」とドイツ精神医学』人文書院，1995年。

人種は存在しない

　人種差別に反対する人びととでさえ、「人種」は存在すると思いがちである。身体的特徴や気質、能力的な優劣まで遺伝子レベルで共有した集団、というこの認識は、実はいろいろな意味で疑わしい。近年の遺伝子研究は、人間の遺伝的差異がDNAのごく一部分の塩基配列の違いによって生じることを突き止めた。当初は特徴的な塩基配列をもつ集団がいくつも確認され、それらは「〇〇人種」「〇〇人」という区分に沿うと予想されていた。しかし実際の結論は、ある集団内の遺伝的多様性は、集団間の平均的な差異より10倍近くも大きい、というものだった。つまり遺伝子レベルでは、ある日本人とあるドイツ人は、お隣の日本人同士よりずっと似た存在かもしれないのだ。さらに人同士の塩基配列の差異そのものは、平均して0.1%にすぎなかった。より高度なゲノム解析をおこなうと、人類の祖先系はアジア・アフリカ・ヨーロッパの三つに大別できること、肌や髪の色、アルコールの代謝能力など、表面的にわかりやすい差異が集団ごとに偏在していることも明らかになった。だがまずは単純に、すべての個人が驚くほどの共通性と多様性を同時に兼ね備えているのが、遺伝子からみた人間の姿なのだ。

　だから「〇〇人離れした」と呼ばれる人——たとえば（いわゆる）純粋な日本人である大谷翔平選手が、エンゼルスの誰よりも大柄である——がしばしば出てくるのは、不思議でもなんでもない。さらに個人の特徴の決定には、環境的要素のはたらきも大きい。身長は遺伝的要素が強く表れる特徴だが、アジア系アメリカ移民のなかには、一世代間で20cmも身長が伸びた事例が報告されている。同じく、知能指数を人種ごとに計測し、その差異に遺伝的要素をみる研究もあるが、それらは被験者のおかれてきた経済的・文化的・教育的環境を軽視、あるいは無視する傾向がある。さらに黒人家族に引き取られた白人乳幼児には、その色素形成に変化がみられた。

遺伝的要素による決定があり，それに環境的要素が上乗せされるというより，むしろ両者は深い次元で絡みあっているのである。厳密に生物学的な見地からみれば，「人種」という考えはほとんど論証に耐えられない。せいぜいある集団内のいくつかの，しかも変動しやすい外見的特徴に応じて，個人の所属や能力などを勝手に割り当てようとするだけの，空虚な概念なのだ。

〈参考文献〉
ベルトラン・ジョルダン『人種は存在しない——人種問題と遺伝学』山本敏充監修，林昌宏訳，中央公論新社，2013年。

（府川純一郎）

チスがユダヤ人迫害政策のために定めた規定では祖父母がユダヤ人であるかが問題とされたが，その証明は，彼らがユダヤ教徒であるかどうかだとされ，人種論がまやかしであることがあらわになっている。[3]

　犠牲となったのはユダヤ人ばかりではない。シンティやロマと呼ばれる人びと（いわゆるジプシー）も劣等人種として強制収容の対象とされた。彼らに対する差別意識もナチス・ドイツ成立以前より存在した。1826年バイエルン王国で成立した「ジプシー・放浪者・労働拒否者制圧法」をナチス政府はそのまま引き継ぐとともに，ユダヤ人と同じく劣等人種であるとして迫害を先鋭化し，強制収容・殺害した。正確なところは不明だが20万から50万人が犠牲となったといわれる。戦後に至ってもドイツの補償担当の部局は，この措置は「犯罪者や反社会分子として強制収容所に送られた」のであり，「彼ら自らに迫害の運命に対する責任がある」という立場をとり，シンティ・ロマ自身が公民権運動を起こすまで長く補償が拒まれていた。[4]

　ナチスの迫害対象はほかにも同性愛者，政敵，エホバの証人の信者などに

3）芝健介『ホロコースト——ナチスによるユダヤ人大量殺戮の全貌』中公新書，2008年。
4）ヴォルフガング・ベンツ『ホロコーストを学びたい人のために』中村浩平・中村仁訳，柏書房，2004年。

も及ぶが，本書の趣旨からここで詳しくみておきたいのは，障害者の大量殺戮である。

この問題も発端はナチス・ドイツ成立以前にある。ナチスの政権奪取以前，1920年，ライプツィヒ大学法学部教授のカール・ビンディングと，フライブルク大学医学部教授のアルフレート・E.ホッヘが『価値なき生命の抹殺に関する規制の解除』というパンフレットを出版する。ここでビンディングは，「正当な基準」にもとづく「安楽死」であれば，現行の法律の枠内においても罪には問われないと主張する。彼は対象となる2種のグループをあげる。第1は，死期が目前に迫っており，治癒回復の見込みがなく，その状況を完全に理解したうえで安楽死に同意している者である。第2のグループとしてあげるのが「治療不能な知的障害者」であり，「生きようとする意志もなければ，死のうとする意志もない」ため同意も必要がない。「彼らの生にはいかなる目的もないが，そのことを彼らは耐え難いとは感じていない」とビンディングは考える。そして「法の観点ばかりか，社会共同や道徳，宗教といったどの観点から見ても，真っ当な人間の反像となり，接したもののほとんどに驚愕の念を呼び起こさずにはおかない人々，そのような人々の殺害を解禁してはならないという理由をいささかも見いだせない」と明言する。[5]

このビンディングの見解にホッヘは医師の立場からコメントを加える。彼は「いかんともしがたく治療不能な知的障害の状態」を「精神的な死の状態」と表現する。その内面的状態の本質的特徴を「自分を同じ自分として意識するようになる可能性の欠如，つまりは自己意識の欠如」だとし，「主観的に生きたいと要求することも，何らかの別の精神的な訴えを示すこともできない」という特性から，「精神的に死せるものを排除してもそれ以外の殺害と同一視されることがない」と述べる。

彼らのこうした考えの背景には，第一次大戦敗北後のドイツの困難な状況がある。ビンディングは「何千人もの若者の累々たる死体で覆われた戦場。あるいは，坑内のガス爆発で何百人もの勤勉な労働者が生き埋めになった鉱

---

5) カール・ビンディング／アルフレート・ホッヘ『「生きるに値しない命」とは誰のことか──ナチス安楽死思想の原点を読む』森下直樹・佐野誠訳著，窓社，2001年。

山」と「存命中の重度知的障害者を手厚く世話する介護施設」とを対比し，それらが「耳を覆いたくなるような鋭い不協和音」をかたちづくり「心の底から動揺させられる」と述べる。他方，「わがドイツ人に課せられた長期の任務，それは全ドイツ人の可能性を統合して最高度に高めること，つまり，生産的な目的のために各人の持てる力を拠出することである」というホッヘの言葉は，敗戦で疲弊しヴェルサイユ体制で力を削がれたドイツの復興を願うものだが，ナチスの主張と大きく重なるところがある。

　彼らの精神障害者に対する捉え方，とくに「精神的な死」といった表現には，たしかに生物学的に人間の優劣を決定する優生思想が表れている。同時に，そういった者を安楽死させるべきだという論拠として彼らがあげる社会経済状況，ドイツの国力高揚といった要素は，優生学と直接の関係はない。国家のさらなる発展，そのためのコスト削減という〈効率性〉の観点が精神障害者抹殺の必要性の論拠とされていることに注目しておくべきだ。

　ビンディングらの主張は議論を呼んだが，ただちにそのまま受け入れられたわけではない。むしろヴァイマール共和国の時代には，反対意見が賛成意見を大きく上回っていた。しかし，この件についてもヒトラー政権下で事態が急転する。1939年，ヒトラーの主治医テオドーア・モレルが障害者の〈安楽死〉に関する法律の必要性について報告を作成するがその際，ビンディングとホッヘの文章も参照された。

障害児の殺害

　1938年，ライプツィヒ大学医学部の小児科病棟で生まれたばかりの障害児の殺害を医師に依頼したが拒まれた父親が，ヒトラーに嘆願書を送る。ヒトラーはもうひとりの主治医カール・ブラントに調査と問題を処理する権限を与え，結果，赤ん坊の殺害がおこなわれた。以後，ブラントと総統官房長フィリップ・ボウラーに同様のケースに対応する権限が与えられた。

　帝国重度遺伝病科学委員会は1939年8月18日付の通達で，障害をもって生まれた新生児の登録を義務づける。医師や助産師からの報告はベルリン本部で3人の医学の専門家により書類審査され，「＋」（殺されるべき），「－」（生

きるべき），「？」（さらなる検討が必要）の3種に分類された。直接の診察は一切なかった。

委員会は，障害児を殺害するための病棟施設をドイツの各所に設置し，対象となる子どもを移送するよう手配した。施設に収容されていた子どもは，親の同意なしに，保健所の命令のみで移送された。親元で暮らす子どもの場合，保健所は移送をより良い治療を受けさせるためだという偽りの理由で親に納得させようとした。

殺害の方法として注射による毒殺，計画的な餓死のほか，この目的のために設けられたガス室が使用された。ガス室はユダヤ人殺害に先立ち，まず障害児の殺害のために考案され使用されたのである（当初は一酸化炭素ガス，のちに運搬の容易な青酸ガスが用いられた）。シャワー室と偽り服を脱がせ，ガス室に導き，殺害後，焼却炉に遺体を入れた。ガス室と焼却炉の配置などは作業の〈能率〉を考えて配置された。

殺害には医師のほか，看護師や助産師，ガスを扱う化学者などがかかわったが，彼らは殺害について口外しないことを宣誓する文書に署名を求められ，口外した場合にはゲシュタポに報告され，投獄あるいは処刑された。殺害に直接たずさわったのは主に若いドイツ人医師で，彼らは「割り当て」を達成することでボーナスとして報酬を得るほか，「豊富な研究助成金と大学での地位を与えられ，概してナチスの中で大きな威信を享受した」[6]。だが彼らはたんなる実行役にすぎず，より権威のある医師が訓練，支援をおこなった。

目張りのされた灰色のバスによって定期的に多数の人間が運ばれてくるのにその後，出ていく気配がない。遺体を処分するための焼却炉の煙突から煙がたえず上がりつづける。こうした事態から，そこでおこなわれていることを周辺住民が察しないわけはなかった。現在，記念館として残されているハダマーの殺害施設の周辺では，施設開設の半年後，地元の子どもは次のようにからかいあったという。「おまえは狂っている！　おまえはハダマーのオ

---

6) スザンヌ・E. エヴァンス『障害者の安楽死計画とホロコースト──ナチスの忘れられた犯罪』黒田学訳，清水貞夫監訳，クリエイツかもがわ，2017年。

ーブンで焼かれるために送られるのさ！」

　このハダマーの施設では，1941年夏，1万人めの遺体が焼却されることを
〈記念〉してセレモニーが開かれたという。あらゆる職種の人間が夕方ロビ
ーに集いビールとワインがふるまわれ，一同は地下の焼却炉に移り医師のス
ピーチの後1万人めの犠牲者の〈火葬〉を見学，記念の〈祝い〉はその後も
続いた。

T4作戦

　ドイツのポーランド侵攻と相前後して殺害の対象は成人の障害者にも拡大
される。司令部の住所，ティーアガルテン4番地にちなみT4作戦と呼ばれ
たこの大量殺戮で，少なくとも27万5000人の障害者が犠牲となった。

　まず精神病患者，てんかん患者，精神薄弱者のいるすべての施設に，患者
に関する情報の申告が命じられ，その情報は医師からなる鑑定委員会にまわ
され，最終的に有名大学の教授や医学部部長からなる上級専門家が決定を下
した。死ぬべきと決定された患者はいったん中間施設に集められたのち，〈安
楽死〉施設へと移送された。中間施設で医師による一定期間の観察後，処置
が決定されるはずであったが，実際には書類審査だけで生死が決定された。
殺害の手段は当初は銃殺，医師による皮下注射や餓死，その後，ガス室が利
用さた。この殺人は「最終的医学援助」と呼ばれ，一種の〈治療〉とされた。

　たとえばコッホという18歳の若者は，年老いた母とともに農場で働き，村
の人気者だったが，てんかんをもっていた。それが断種法に該当したため病
院に送られ，殺された。

　あるいはE. B. というイニシャルの知的障害のある女性は，掃除婦として
病院で働いていた。移送リストに載せられた彼女は病院を出てバスに乗るふ
りをしながら裏にまわって病院に戻り，手の甲に書かれた移送番号を洗い落
とそうとした。だがまもなくバスは戻ってきて彼女は乗せられていった。

　移送や殺害に抵抗して患者を守ろうとした医師，看護師もいた。しかし，
全体としてみればそれは例外にとどまる。

　これらの障害者の殺害は病死と偽装された。まず施設に到着したことを知

悪の凡庸さ

　いわゆるふつうの感性をもつ現代人は，致傷・殺害行為に対して強い忌避感をおぼえる。そんな悪行は，異常な感情や信念にとらわれた人間のすることだ，とも考えるだろう。だから元ナチス親衛隊中佐で，絶滅収容所へのユダヤ人移送の最高責任者だったアドルフ・アイヒマンが軍事裁判にかけられたとき，暴かれるのは彼の残虐性や狂信性だと，ほとんどの人が思っていた。ところが裁判が進むうち，彼はユダヤ人憎悪にもナチズムにもさしたる共感を示さず，むしろ善き家庭人ですらあることが明らかになった。近年，それに否定的な研究も示されてもいるが，まず彼は組織の一構成員として，上から与えられた職務を忠実にこなし，その結果出世しただけの人間にすぎなかったのだ。哲学者ハンナ・アーレント (1906-1975) は，この行為と行為者の恐るべき落差を目にして「悪の凡庸さ」について論じた。この「凡庸さ」という表現には，どこにでもいるふつうの人間が容易に巨悪に加担する，という含みがある。なぜ大量虐殺という非道な職務を遂行したのか，という問いに，アイヒマンは「命令・法令への服従義務」という，ある種の職業倫理を繰り返し説いた。

　この義務感は，多くの人びとにとって，凶行を犯す最大因子として機能する。スタンレー・ミルグラムが1962年におこなった，のちに「アイヒマン実験」とも称される実験はそれを示している。まず，記憶と体罰の関係を調べる実験，と偽って被験者が集められた。彼らは「教師役」に設定され，壁越しの「学習者」に問題を出し，彼が間違うたびに電流を与えるよう命じられた。実際には電流は通っておらず，学習者も役者だったのだが，そのことは伏せられた。電流はほぼ感じられない程度（15V）から始まる。それはしだいに強くなり，「学習者」はうめき，絶叫する（75-150V）。そのう

ち金切り声をあげ，壁を叩き，涙ながらに実験の中止を訴え（300V），最後には無反応になる。当然「教師役」の被験者は戸惑い，ミルグラムら研究者に継続の可否を問う。だが，彼らは最後まで権威ある口調で継続を促す。この実験の真の目的は，被験者が服従義務と良心との葛藤のなかで，いつどのように権威（＝命令者）に反抗するかを調べることだった。だが結果は恐るべきことに，被験者のほぼ3分の2が最後まで確固たる反抗を示さず，学習者が沈黙するまで電流を流しつづけたのである。これが示す事実は，人間はその状況の非道さを理解していても，良心的反抗より権威者とその命令系統に従うことを好む，というものだ。

　この実験結果を加味しつつ，社会学者ジグムント・バウマン（1925-2017）は，大量虐殺を遂行したナチスの官僚機構に，服従傾向を強化する要素を見出した。まず，厳格な分業体制である。机上での計画立案から，ユダヤ人の特定，連行，輸送はもちろん，その間の技術・施設開発，最後のガス室での執行に至るまで，遂行過程は分割・細分化されていた。全体のごく一部を担うことで加担意識は最少になり，責任のありかは分散されていく。加担者が一様に「私は〇〇をしたにすぎない」，と弁明することが可能だったのだ。また，官僚制システムのなかでは，倫理観の置き換えが生じる。いったん命令系統に組み込まれ，細分化された職務を与えられた者の倫理的関心は，その仕事が引き起こす最終的結果にではなく，技術や専門知識の提供，規律や服従をとおして，自分の職務を果たすことへと移行していくのだ。

　こうした事実が示すのは，今でも私たちは権威者とその命令系統のなかに組み込まれれば，半ばやむをえず，半ば自発的に服従し，どのような凶行にも手を染めかねない，ということだ。おそらくどのような予防策も，服従に傾く人間の基本傾向や，組織の制度設計の巧みさに比べれば心許（こころもと）ないだろう。だがそれでも私たちが「悪の凡庸さ」を自覚したことは認識上の大きな武器である。またバウマンは先の実験で，現場の研究者間に意見

の不一致を生じさせた場合，ほぼすべての被験者が実験を降りたことに注目している。権威の強固さや命令系統に綻びが生じれば，人間は本来の倫理的意識を取り戻すことができるのだ。したがって組織的凶行を防ぐには，効率的な目的遂行を犠牲にしてでも権力を分散させたほうがよい，ということになろう。

〈参考文献〉
ハンナ・アーレント『新版　エルサレムのアイヒマン──悪の陳腐さについての報告』大久保和郎訳，みすず書房，2017年。
スタンレー・ミルグラム『服従の心理』山形浩生訳，河出文庫，2012年。
ジグムント・バウマン『近代とホロコースト〔完全版〕』森田典正訳，ちくま学芸文庫，2021年。

（府川純一郎）

らせる書簡が家族に送られ，しばらくの時をおいて，死亡通知と実際は誰のものともわからない〈遺灰〉を入れた骨壺が届けられた。死因は患者の病歴を記した書類を参照してできるだけ〈自然〉に思われるようなものが選ばれた。その事務処理も膨大だった。

　いくら秘密裏に事を運ぼうとしても，その真相をめぐる噂を止めることはできず，事務処理の不手際からも疑いは強められた（骨壺が二つ届く，ある家族は死亡通知を受けとったが，本人はそのときもまだ入院中であった，死因に盲腸炎と書かれていたが10年前に盲腸は切除してあった，など）。

　こうしたなか，T4作戦を公然と非難したのが，クレメンス・アウグスト・フォン・ガレン司教である。彼は1941年8月3日，ミュンスターのランベルティ教会の説教でT4作戦を正面から取り上げ批判した。彼は殺されているのは「我々の仲間」であると述べ，「貧しい人，病気の人，非生産的な人，だから何なのでしょうか。生きる権利をなぜか失ってしまったのでしょうか。皆さんも私も生産的な時にだけしか生きる権利はないのでしょうか」と会衆に問うた。そして「人道も地に落ちました。仮に『汝殺すことなかれ』

という神の神聖な戒めが犯されるのみならず，黙認され処罰を受けることなく実行されるとしたら，人道もドイツ人の名誉も地に落ちるでしょう」とT4作戦による殺人を厳しく断罪した[7]。この説教は，コピーが作成され，教会や軍の指導者をはじめ広くドイツ全土，ロシア戦線の兵士にまで届いたという。

8月24日，T4作戦の中止命令がヒトラーより作戦本部に伝えられ，障害者の大量殺戮はいったん中止となる。しかし，それは6か所の公式な安楽死施設とガスの使用に関してのみであり，他の施設，地域では違った方法で大戦終了まで継続した。そしてユダヤ人絶滅作戦にT4作戦の関係者が充てられ，ガス室を備えた絶滅収容所の建設，運営に携わった。

医学実験

ナチスによる大量虐殺には，これまでみたように，医師が加担していた。さらに，彼らはこの〈機会〉を利用して大量の標本を収集したり，平時では許されないような実験を強制収容所でおこなった。

たとえばダッハウ収容所ではヴィーン大学病院教授ヴィルヘルム・バイグルベックにより海水飲用実験がおこなわれた。これは海難にあった空軍兵士が海水を飲用することを念頭におき，海水の味を良くし塩分の排泄を促進するとされる薬の効果を試すため，44人の被験者に海水以外の一切の飲料水摂取を禁じるものだった。

ワクチンの有効性をためすために各地の収容所で実験がおこなわれ，発疹チフス，マラリア，肝炎などに人為的に感染させ，ワクチンを投与してその効果を試し，標本が採取された。実験中に多数の被験者が死亡した。

医師ヨーゼフ・メンゲレは，アウシュヴィッツ収容所で3000組の双子を対象に，髪の毛や目の色を変えようとするなど，異様な実験をおこなった。生き延びたのは100人強であった。

戦後，連合国による国際軍事法廷がニュルンベルクに設けられ，ナチス・

---

7) ヒュー G. ギャラファー『ナチスドイツと障害者「安楽死」計画』長瀬修一訳，現代書館，1996年。

人体実験を許すのは……

　「医学の発展と進歩」という言葉は実に魅力的である。だから医学者は時折その言葉に鼓舞されて，もっとも効率的かつ確実な実験方法を採用する誘惑に駆られる。だが，それが倫理的問題を引き起こす。医学研究においてはどんなかたちであれ，最終的に人間を対象とした実験をおこなわなければならない。それは不可避である。しかし身体や精神へのリスクが未確定な，あるいは重大なことが明白な実験を人間相手に施すことに，私たちは強く抵抗する。私たちはそれを「人体実験」と名づけ，相手が誰であれ人間は無闇に道具化されてはならず，その尊厳も犯されてはならないと考える。実際，この感覚が多くの凶行に歯止めをかけている。だがこうした義務感や良心は，あるロジックが入り込むと，簡単に停止してしまう。それは相手を「人間」ではなく，人間の名に値しない存在，もしくは二級の存在とみなすことだ。グレゴワール・シャマユーは18・19世紀西洋の人体実験の歴史を紐解き，多くの医学者が，実験対象にした病人・囚人・奴隷などを，自分たちとは違う「卑しい体」の持ち主とみなしていたことを指摘している。人体実験に関する倫理的葛藤は，相手に侮蔑・差別感情をもつことで簡単に克服されてしまう。

　たとえば米国公衆衛生局は1932年から40年間，アラバマ州タスキギーの貧しい黒人に対して人体実験をおこなった。この実験は梅毒症状，とくに末期症状と合併症についての自然経過観察をおこなうもので，被験者のうちの約400人がすでに梅毒を患っていた。実験の趣旨上，医師は被験者に何の有効な治療も施さず，「悪い血」による病気だといって，梅毒であることすら隠しつづけた。定期的に検査を強制し，死亡した場合は病理解剖をおこなった。それは41年にペニシリンの特効性が証明されても，64年に「ヘ

ルシンキ宣言」が採択されても，69年の時点で約100人が重篤化で死亡しても，粛々と続けられた。米国社会のもつ構造的な人種差別が，この非道な実験を支えていたのだ。97年，ビル・クリントン大統領は政府としてその非倫理性を認め，犠牲者とその家族に公式に謝罪した。それによればこの実験は「何の学問的根拠もなかった」。では，仮に学問的な根拠があれば，この実験は正当化できたのだろうか。

〈参考文献〉
　グレゴワール・シャマユー『人体実験の哲学——「卑しい体」がつくる医学，技術，
　　権力の歴史』加納由起子訳，明石書店，2018年。
　James H. Jones, *Bad Blood: The Tuskegee Syphilis Experiment*, New York, 1993.
　資料集　生命倫理と法編集委員会編『資料集　生命倫理と法 ダイジェスト版』太陽出版，
　　2004年。

（府川純一郎）

ドイツの戦争指導者が裁かれたが，それに続き，他の重要な戦争犯罪がアメリカによって裁かれた。このニュルンベルク継続裁判のうちの第1号案件がニュルンベルク医師裁判であり，被告23人のうち医師が20人を占めた。裁かれたのは，T4作戦と強制収容所における非人道的な人体実験であった。

ヘルシンキ宣言へ

　ニュルンベルク継続裁判は1947年8月19日に結審し，その際，人体実験に関する基準としてニュルンベルク綱領が発表される。それまで人体実験について国際的な基準は存在しなかった。以下にいくつかの重要な項目をあげるが，裁判で問題になった実験はこれらの要件を満たしておらず，多くの人がその犠牲になったことを意味している。

• 実験には被験者の自発的同意が不可欠であり，圧迫や強制のない状況におかれなくてはならない。また十分な説明と情報が前もって示される必要が

ある。

- 実験が許されるのはその結果が社会的利益になり，他の手段によって達成できない場合である。
- 不必要な肉体的精神的苦痛は回避されなくてはならない。
- 被験者の死や廃疾が予測される場合には実験は許されない。
- 実験に伴う危険の程度は，実験によって得られる結果の重要性を越えてはならない。
- 被験者は実験を終わらせる自由を持たなくてはならない。

　このニュルンベルク綱領を下敷きに1960年，世界医師会第18回総会で「ヒトを対象とする医学研究の倫理原則」（ヘルシンキ宣言）が発表される。これが現在，人体実験において遵守すべき国際的な基準である。その点でもナチス・ドイツにおける出来事は私たちにも無関係ではない。

4．日本の優生政策

国民衛生法から優生保護法へ

　日本の優生政策については，すでに第１章で触れたので，ここでは補足的記述にとどめる。

　ドイツの人種衛生学の影響は20世紀初頭から日本にも及び，優生政策が進められた。1940年に制定された国民衛生法では，増加を防ぐべき悪質な遺伝性疾患として，遺伝性精神病，遺伝性病的性格，遺伝性身体疾患，遺伝性奇形などがあげられた。それらが医学的に遺伝性といえるかどうかは専門家のあいだでも意見が分かれていたが，当時の厚生省は「精神病院の入院患者はもとより，国民学校の成績不良者や盲学校や聾唖学校の生徒，非行少年，売春婦や浮浪者をも断種手術の候補者とみなしており，『遺伝性疾患』という概念の対象が，極端に拡張されていた」という。

　1948年，優生保護法が制定されるが，法案段階で当時，日本を間接統治していたGHQから強制不妊の対象の規定が曖昧であり「ナチスの断種法です

ら医学により遺伝性だとみなされる個々の病気を明示している」とその非科学性が指摘され，修正が提案される。それを受けた日本政府は，対象とする疾患を減らしたものの，結局，その主張を通し法案を制定した[8]。

　そして，後述する，遺伝性ではないハンセン病患者が任意断種の対象とされたことは，GHQも問題視しなかった。その後，1951年の改正で精神病，精神薄弱，52年の改正で「遺伝性のもの以外の精神病又は精神薄弱」も不妊手術の対象に加えられることになった。

　1996年に母体保護法に改正されるまで，少なくとも2万5000件の不妊手術が実施され，そのうち手続き上本人の同意を必要としない強制的な不妊手術は少なくとも1万6500件であった。

ハンセン病患者の強制隔離と強制不妊手術

　次に，強制断種を含む重大な人権侵害を引き起こしたハンセン病（らい病）患者に対する政策をみる。

　近代以前の日本でらい病は〈仏罰〉あるいは〈業病〉などといわれ，患者は家族も含め差別の対象となってきた。1873年にノルウェーのアルマウェル・ハンセンがらい菌を発見するが，その感染力は微弱で，空気に触れるとすぐに死に，培養も困難であった。

　1907年，明治政府は「癩予防に関する件」という法律を定める。主な内容は，医師がハンセン病患者を診断したことを届け出る，患者が出た家を消毒する，療養所を設け，療養する手段がなく助けてくれる家族などいない場合に患者を療養所に入れる，というものだった。この時点では療養所への入所は強制ではなかったが，全国5か所に設けられた，離島や山中に高い塀をめぐらせ周囲と隔離された療養所は，ハンセン病に対する恐怖心を植え付けた。収容所内の患者たちは職員の不足を補うため，裁縫，木工，土木作業にくわえ，重症患者の付き添いやし尿の汲み取りなどの労働を強制された。16年の法改正で所長に入所者を処罰する権限が与えられた（懲戒検束権）。

8）毎日新聞取材班『強制不妊──旧優生保護法を問う』毎日新聞出版，2019年。

1931年，癩予防法（旧法）によって，らい病患者全員の強制隔離が定められる。これと前後して，ハンセン病患者がひとりもいない県をめざす「無癩県運動」が起こる。近隣にひそかに暮らすハンセン病患者の通報を一般市民に奨励し，県職員，警察官，防疫医が患者宅を訪問，脅迫に近いかたちで施設への入所を迫った。警察が隠れた患者を犯罪者のごとく探し出し摘発する，患者の家屋を白衣を着た職員が消毒する，移送時に患者と一般人との接触を厳重に避けるなど，医学的必要をはるかに超えた措置はハンセン病への恐怖感を広めることになった。患者だけでなく家族も差別に苦しみ，就職や結婚に困難を抱えた。患者は名を変え，家族との連絡を絶つほかなかった。

　ハンセン病患者の施設への隔離は強制（絶対隔離），かつ生涯にわたるもの（終生隔離）で，これは当時の国際的水準からみても特異なものだった。

　ハンセン病患者に対する断種は1915年から関東の収容施設である全生病院で，男性に対しておこなわれていた。法的根拠はなく，施設内での患者同士の交際，結婚と引き換えに〈同意〉を強制された。感染症であるハンセン病の患者への断種という措置を正当化する論拠は，罹患しやすい体質が遺伝しないように，というきわめて根拠薄弱なものだった。

　1948年の優生保護法によってハンセン病患者と配偶者への断種，堕胎が法的に認められた。これは基本的人権を保障する日本国憲法の制定により，これまでの断種を継続するのに法律的措置が必要とされたためである。すでにプロミンという治療薬が発見され，前年に日本でも臨床試験が始まっていた時期のことである。患者らは旧癩予防法の改正を求めたが，53年新らい予防法が制定され，96年に廃止されるまで患者の人権剥奪の状態は続いた。同年に優生保護法も不良な子孫の出生防止にかかわる条項が削除され母体保護法となるが，それまでにおこなわれたハンセン病を理由とする断種は1400件以上，人工妊娠中絶は3000件以上にのぼる。

　生命倫理学者の宮坂道夫は，断種や堕胎を「患者本人や胎児に対する暴力」であるばかりでなく，「時間をかけ，何十年後にもなって効果をあらわす『遅効性』の暴力」であったという。「断種を受けてから何十年もたって年老いたころ，すでにハンセン病の治癒した回復者たちは，あらためて子どもや孫

を持てないことを寂しく思った。社会復帰が可能な時代になったのに，頼りになる子どもたちがいないことに愕然とする人たちがいた。断種は，長い年月の後に，社会復帰を難しくする弊害をもたらしたのである[9]」。

　隔離のなかでより直接的な暴力もふるわれた。収容された患者に対する所長の懲戒検束権にもとづき，通常の司法によらず，職員の裁量で処罰が決められ，強制労働に対する不満，待遇改善，自治の要求など，ごく当然の行為も対象となった。1938年，「特別病室」（重監房）が群馬県草津の栗生楽泉園に設けられ，全国の施設から患者が送り込まれた。標高1000m以上，真冬は－10℃以下となるコンクリート製の暖房もない独房状の部屋への監禁がおこなわれた。47年に廃止されるまで92人が監禁され，22人が凍死，自死などで亡くなっている。また，日本統治下の朝鮮半島に設けられた小鹿更生園では，断種が懲罰としておこなわれていた。

　1996年にらい予防法が廃止され，98年に熊本地裁に元患者らが国を提訴，2001年に熊本地裁は国の責任を認める判決を出し，政府は行政責任を認め，控訴を断念した。

　熊本地裁判決後にもうけられた検証会議の報告では国，医学界，法曹界，教育界，マスコミなどの責任が指摘された。そして，国の政策により患者への差別・偏見が長年維持され，日常化した結果，「差別意識のない差別・偏見」が生み出されているとし，再発防止のため「差別される側」に立った粘り強い取り組みを求めている[10]。

　国は元患者への賠償，ハンセン病資料館の設置などをおこなってきた。2019年，患者の家族が補償を求めた訴訟に対しても責任を認め法律をもうけた。

9）宮坂道夫『ハンセン病――重監房の記録』集英社新書，2006年。

10）畑谷史代『差別とハンセン病――「柊の垣根」は今も』平凡社新書，2006年。

5．これからの倫理のために

　以上のような歴史を受けとめたうえで，優生思想を克服するためのこれからの倫理の可能性について考えてみよう。

道徳を包括する倫理

　道徳（moral）と倫理（ethic）という語は日常的にも専門的な議論でも同じ意味の語として使われ，本書でも基本的にそうしている。しかし，二つの語に違った意味を認める場合もある。その場合，道徳とは，一般的な規範として定式化されたもの，個々人のものの見方や，ある時代，ある社会のものの見方といった個別的な視点を超えて，普遍的に妥当するルールを指す。そういうルールは，普遍性との引き換えに抽象的にならざるをえないし，また，そういうルールを見出す手続きはどうしても理性的，論理的なものになる。

　それに対し，普遍的な規範という意味での道徳と対照的なものとして倫理という語が用いられる場合，ある時代，ある社会のなかで共有されている習俗，規範，価値観，いちばん広げてしまえば文化の全体を指す。どんな個人も，程度の多少はあれ，自己の生きる特定の時代の特定の共同体の倫理・価値観を内面化して自己のものとしている。

　こういう意味での倫理は，理性的な要素だけでなく感情や美意識といったものにもつながっている（たとえばナチスの親衛隊の制服を下敷きにしたアイドルの衣装を「カッコイイ」と思うか，それとも嫌悪感をおぼえるか，という問題）。また道徳は倫理にただ受け入れられたり拒絶されたりするのではなく，ある社会の倫理に変化をもたらしもする（LGBTの権利を認める動きは，最近のわかりやすい事例だろう）。以下，そういう倫理について考える。

記憶の倫理

　倫理の一部として歴史，記憶がある。私たちの現在の下には膨大な過去が積み重なっている。私たちが今もっている倫理は，それら過去の経験の帰結

である。

　哲学者のユルゲン・ハーバーマスは，たとえば世界人権宣言第5条「何人も，拷問または残虐な，非人道的な若しくは屈辱的な取り扱い若しくは刑罰をうけることはない」からは，同時に「拷問され，なぶり殺しにされた数知れない人間たちの叫びの残響」が聴き取られ，「人権への訴えは侮辱されたものが自身の人間の尊厳が傷つけられたことに対して覚える憤りから活力を得ている」と語る[11]。本書で言及した宣言なども同様の歴史がある。現在の私たちにとって〈あたりまえ〉だと思う価値観は長い歴史の変化のなかでかたちづくられてきた。そしてそれは多くの犠牲をはらって確立されてきたものだ。

　各種の法令やガイドラインは，その制約下で働く者にとって，ときに煩雑な手続きや書類仕事の種でしかなく，一般的，抽象的な文言から格別の印象を受けることがないだろう。しかし，これらの原則が確立した経緯，犠牲となった人びとについて想像をめぐらせば，その印象は変わってくるはずだ。

　そういう犠牲を繰り返し出したいとは誰も思わないだろう。そして，もう埋め合わせのきかない不正の犠牲となった者に対し，後世の人間にできることは彼ら／彼女らのことを記憶していくことのほかにない。そういう記憶が，同じ犠牲を繰り返さないことの大事さを心に刻みつける。記憶にはそういう倫理的な意味がある。

優生思想の現在

　そして現在，生物学的に人間の優劣や〈生きるに値する〉価値を決定できると考える優生思想は克服されたといえるだろうか？

　歴史を振り返ったうえで，あらためて相模原事件から受ける衝撃の内実を考えてみたとき，それはまったく予期していなかったものが現れ出たため，というより，日本社会がずっと底流にひきずってきた何か，誰もが存在することを知りながら，あまり見ないようにしてきた何かを突如，はっきりと目

11）ユルゲン・ハーバーマス『ヨーロッパ憲法論』三島憲一・速水淑子訳，法政大学出版局，2019年。

の前に突きつけられたため，であるように思えてくる。

　折しも新型コロナ禍のもと，患者や多数の感染者を出した客船の乗務員，果ては感染症に対応している医療従事者への偏見・差別の事例が各種報道されている。ハンセン病患者が20世紀の終わり近くになるまで被ってきた苦難，それを長く維持してきた〈差別意識のない差別・偏見〉はまだ克服されているとは思えない。

　第二次大戦以後，ナチスの喧伝したような強烈な人種思想は反省，克服されたかのように思われていた。しかし現在，ヨーロッパではEU内での人口移動，移民・難民の流入に対する反発から排外主義的な政党が影響力をもちつつある。アメリカでも最近，あらためて人種的不平等が問題となり，Black Lives Matterを標語とした集会・デモなどが各地で起こった。日本でも近隣国とその国民に対する単純なレッテル張り，蔑視の言説があふれるようになっている。世界がいまだにこの問題を抱えていることは否定しがたい。

　ナチス・ドイツにおいて障害者は総力戦体制のなか，戦争遂行にとっての足手まといとみなされた。敗戦直後の日本において，民族復興，文化国家建設をめざし，その邪魔となるものを未然に排除しようとしたのが優生保護法だった。

　現在はどうだろう？　たしかに，国家目的のために個人に強制するというかたちでの優生政策はおこなわれていない。現在の問題は，個人の自由な選択として，出生前診断などの医療技術が優生思想的な方向で利用されている現実である。国家による強制ではなく，「親が自らの子どもの福利のために，バイオテクノロジーを利用して子どもの遺伝的特徴を改善することを『生殖の自由』の延長線上に位置づけて擁護する立場」を，法哲学者の桜井徹は「リベラル優生主義」と規定したが，現在問題なのは，そのような個人レベルの選択である[12]。

　そういった個人の選択は，まったくの自由からなされるわけではない。個人の選択は自身のおかれた社会のなかでなされ，その社会の方向性，価値観

---

12) 桜井徹『リベラル優生主義と正義』ナカニシヤ出版，2007年。

に左右される。日本では長期の停滞を抜け出そうと，市場による競争がもっとも最適な状態を生み出すという新自由主義の発想にもとづき，個人，企業，自治体などさまざまなレベルで競争が煽(あお)られている。競争に敗れたものは，その境遇を自己責任として甘受するのが当然だとされる。そういう社会に，能力を個人の生得的資質に帰す優生思想は親和的だ。

　AIなどのコンピューター・サイエンス，脳科学，ゲノム解析など，最近の科学の発展はめざましく，生活を目に見えるかたちで変えている技術もある。医療，生命科学の分野でもその発達はめざましいが，それがまさにさまざまな生命倫理上の問題を生み出しているというのが現実である。現在の生命科学は他面，大きな利益を生む産業である。たとえば新型出生前診断のように，倫理の問題をなし崩しにして技術が売り出され，対価を払える個人がその技術を利用する。そこで優生思想は〈個人の自由な選択〉のなかに沈められて問題にされなくなる。商業主義と個人主義が奇妙に癒着して優生思想を覆い隠しているように思われる。

愛と承認──個人の〈自立〉を問い直す

　では，優生思想を克服するための倫理は何を立脚点とすればよいだろう。もちろん簡単な答えはないが，以下，いくつかの可能性を考えてみたい。

　カントにせよ，功利主義にせよ，近代の有力な倫理学説は自立した個人を前提に，その相互のあいだに成立する〈善さ〉を問題にしてきた（第5章を参照）。また，新自由主義の重視する市場の競争も，自立した個人が互いに競いあう対立的な関係にあるという構図であり，失敗は自己責任だという論は，個人が自立しているという前提があるからこそ成り立つ。たしかに個人の自立という近代の理念は今でも重要だ。しかし，この前提で人間の生の全体がカバーできているだろうか？

〈ケアの倫理〉

　フェミニズムの文脈のなかで注目されるようになった〈ケアの倫理〉は親子関係に注目する。親子関係は独立した個人の関係ではない。自分だけでは

生きられない無力な子は親にケアを求め，親はその求めに応えようとする。両者を結びつけているのは〈愛〉という感情的紐帯である。これは自立した個人が互いの利益を配慮し合う理性にもとづく倫理的関係とは別のものだ。

　小児科医で精神分析学者のドナルド・ウィニコットは，子どもは母との十分な愛情関係があり，何かあれば母が助けに来てくれるという安心感をもつことで一人遊びができるようになり，〈一人でいられる能力〉を獲得すると説明する。幼児期の（男女を問わない）養育者との情緒的・心理的関係があってはじめて人は個人として自立し，孤独に耐えられるようになる。発生論的に，自立はケアの関係を前提としているのだ。

　自立が他者との相互依存関係に支えられるという構図は，成人以後もかたちを変えて継続している。〈自立〉した存在であるという自負をもつことができるのは，パートナー，家族，友人，同僚など，親疎の度合いのさまざまな関係のなかで，愛や信頼で結ばれ，自身の存在を認められているという〈承認〉の感覚があってこそだ。

能力の共同性

　以上のように，他者との依存関係によってはじめて人間は〈自立〉した存在となれる。この問題をさらに別の角度から考えてみよう。

　哲学者の竹内章郎は，個人の能力の違いにもとづく差別の正当化を批判するために「能力の共同性」という議論を展開している。[13]

　たとえば赤ん坊を抱く母親が何かの理由で体をこわばらせると，それに反応して赤ん坊も身体をこわばらせる，あるいは，母親の抱くというはたらきかけが赤ん坊に抱きつく能力を生じさせ，赤ん坊が抱きつくことがさらに母親の次のはたらきかけにつながる。先のウィニコットの議論は情緒的，心理的発達に関するものだったが，身体的能力の発達も，他者との相互関係による。これが能力の共同性である。

　大人のさまざまな能力についても同様だろう。現代はグローバルな次元で

13）竹内章郎『平等の哲学——新しい福祉思想の扉を開く』大月書店，2010 年。

モノ，ヒト，情報などが行き交う時代である。高度で緊密な相互依存関係が地球規模で成立している。そのなかでスーパー・エリートと呼ばれるような人間でも，その〈能力〉を発揮できるのは他者の協力があってのことだし，どこかで何らかのかたちで他者に依存しているはずだ。

種としての人間の連帯

　最後に，種としての人間という視点から考えてみよう。小児科医の高谷清は，ある重度障害児の死に際し，次のように記している。

> さまざまな生きもの，それに人類も長い歴史のなかで多くの変化を遂げ，また死に絶えた生物種も多い。種全体の変貌とともに，個々の個体の多様性があり，「障害」といわれる生きるのに不利な状態も存在することになる。〔……〕どのような生物種も病気や障害を抱えながら変貌を遂げている。というよりは変貌が障害を生みだしたとも言えるし，その生物種に障害の個体を生みだしつつ，変貌を遂げてきたとも言える[14]。

　人間を種として考えるとき，一定数が障害といわれる状態をもつことは避けられない。それが誰か決まっているわけではなく，そう生まれたことは，もちろんその人のせいではない。障害をもって生まれてきた人は，人類が避けることのできない負の運命をたまたま引き受けることになった人だといえる。

　人間は類として発展し，総体として今の文明を築き上げてきた。その営みのなかで，類の負の部分を一身に背負うことになった人もきわめて重要な役割を果たしている，といえるのではないか。そこから人類としての連帯の感覚が生まれないだろうか。

　ナチスの迫害から亡命したユダヤ人哲学者マックス・ホルクハイマーは，戦後すぐに次のように書いた。「収容所における無名の殉難者たちが，生ま

14）高谷清『重い障害を生きるということ』岩波新書，2011 年。

れでようとしている人間性の象徴である。哲学の課題は、これらのひとびとがおこなったことを言葉に変えることである[15]」。後年、彼は自分の仕事はこの地上での惨事の記憶からなっていると述べ、「死すべき存在としての人間すべてを結び付ける連帯」の可能性について語っている。

　たとえばホモ・サピエンスという学名が示すように、古くから人間の本質は知性だとされてきた。それに対しホルクハイマーは、死すべき有限な生命というところから人間を捉え直す。有限で傷つきやすく、最終的に死を免れない存在、だからこそ互いに肩を寄せ合い、助け合わなくてはならない存在、こうした生命としての人間という把握から生い立つ倫理が求められている。

●考えてみよう

- 「生きるに値しない生命」（128頁）という言葉は今の社会で「死語」だといえるだろうか？

- リベラル優生主義は、旧来の優生思想の違いと共通点はどこにあるだろう？

- スーパー・エリートだと思う誰かを思い浮かべて、その人がどんなどんな人たちの協力で能力を発揮しているか、考えてみよう。

（三崎和志）

15）マックス・ホルクハイマー『理性の腐蝕』山口祐弘訳、せりか書房、1987年。

第7章

死生学

だから楽しむがいい，生きている者よ，愛に温もるその場所を――
急ぎゆくお前の足を，おそろしくもレーテの水が濡らさぬうちに。

ゲーテ「ローマ悲歌」[1]

　引用部分で詩人は，アレクサンダー大王やカエサルなどの偉人に向けて，あなた方の得た名声の半分をくれるなら，代わりに一夜の暖かい寝床を与えよう，と語り，でも哀れにも，彼らは冥府（死神）にとらえられて，そこから出ることはできない，だから，生きている者たちに対して，レーテ（冥界の川のひとつで死者はこの水を飲んでこの世の記憶を忘れるとされる）に自らの足を濡らすそのときまで，暖かな寝床を楽しむがよい，と続ける。

　「今を楽しめ」という考え方は，古来，さまざまなかたちで語られてきたが，この詩にあるように，他方で，死が強烈に意識もされている。生と死は密接に結びついている。

　さて，死をめぐっては，古今東西，数えきれないほどの思索が積み重ねられてきた。ところが，「死生学」という学問そのものの誕生は，比較的新しい。そのため，学問としてまだ体系化されているわけではなく，研究方法ひとつとっても多岐にわたり，医学だけでなく，哲学，教育学，社会学，宗教学，人類学，民俗学などの学問領域から，さまざまなアプローチがなされている。本章では，そのなかでも，「生命の倫理」を学ぶうえで必要だと思われる素材を取り上げていく。

---

1)『ゲーテ全集 1』潮出版社，1979 年。

1. 死生学とその背景

　死生学とは，死について考える学問である。死はギリシア語でタナトスという。つまり，死生学とは，タナトスの学問（Thanatology），いわゆる死学である。ほかにDeath Studiesという言い方もある。宗教学者の島薗進は，「英語のThanatologyやDeath Studiesという語に対応する日本語として『死生学』という言葉が使われるようになったのは，1970年代のことで，医療やケアの現場に密接に関わる新たな知の様態として登場してきた[2]」と述べている。

　死生学は，今日では広く認知されるようになったが，その背景にあると考えられるいくつかの要因をあげておこう。

1）まず，死にかかわる社会規範（価値）の喪失である。のちにみるように，死生観は共同体の文化と深くかかわりをもっており，共同体の習俗や宗教などが，死についての知見を広め，人びとの死生観を規定していた。ところが，こうした共同体の崩壊（社会の個人化）は，個々人が共同の死生観をもつことを困難にした。社会学者の澤井敦も指摘するように，「宗教的な，あるいは擬似宗教的な意味世界，あるいはそれを支えていた宗教共同体，地域共同体が弱体化，解体していくなかで，共有された死のかたちは失われていく。代わって，死への意味づけが私的に考慮されるものになるという，いわば『死の私化』が起こる。そして他方，公的には，死は，〔……〕タブー視され，職業的・商業的専門家によって管理されるものとなる。ここにきて，公的な死の処理の仕方と，私的な死の受け止め方のあいだに離齬が生じてくる[3]」のである。「死の私化」や，「公的な死」と「私的な死」の乖離という事態が進行するなか，死の新たな捉え直しの作業が求められている。

2）次に，長寿社会（超高齢社会）への移行である。寿命が延びることで，当

2）島薗進「死生学とは何か──日本での形成過程を顧みて」島薗進・竹内整一編『死生学1　死生学とは何か』東京大学出版会，2008年。
3）澤井敦『死と死別の社会学──社会理論からの接近』青弓社，2005年。

然，死を意識する時間も長くなる。高齢が必ずしも仕事からの解放を意味するわけではない時代ではあるが，このことを含めて老後をどう生きるか，死をどのように迎えるかは，現代人の大きな関心である。

3）さらに医療技術の劇的な発展である。脳死患者からの臓器移植は，死の基準についての議論を起き起こし，延命技術の進歩は，患者や家族に死の選択を求めることになった。先述の「公的な死」と「私的な死」の乖離の問題ともかかわるが，医学的な死に関する客観的な判断基準（脳死の判定基準）が求められる一方，本人や家族による死に関する主観的な判断基準が自己決定論のもとで議論されてきた。「私的な死」は，死の自己決定権を正当化する根拠となる一方で，私とは無関係に法律や医学の専門家によって，死の客観的基準が立てられるのである。しかしながら，死の客観的な基準は，定量（数値）化されたものであるが，実際の人間の死は，質（具体的な人間関係）にかかわるものであるため，両者を包括的に統合する視点の提示が，求められるだろう。

4）近年急速に進む遺伝子研究や生殖技術の発展は，再生医療に貢献する一方，産み分け技術やクローン人間作成を可能とし，これらに関連する倫理的問題を生み出した。一連の医療技術や遺伝子研究の進展は，「生老病死」という人間の生の根幹にかかわる事柄に変更をくわえ，人間の「尊厳」とは何かをあらためて私たちに問うことにもなった。

5）1998年から2011年まで，日本では毎年3万人を超える自殺者が出て，自死が社会的な問題となった。近年は，単身世帯が急増するなかで，中高年の孤独死の問題も指摘されるようになった。また，東日本大震災をはじめ，さまざまな大規模災害などで突然家族や仲間を失うという事態も起きている。2020年からの新型コロナ感染は，世界中で多くの死者を出しつづけている。絶えずおこなわれている戦争や紛争，あるいは，戦争や気候変動による食糧危機などの予測は，私たちの生存を常に脅かすものとなっている。

2. 人間に固有の死とは

　生物界における食物連鎖を例にとると，個体間の生かし合いは，同時に殺し合いでもある。それぞれの個体は，他の個体の犠牲のうえに自らの生を維持している。これらを地球全体でみると，それぞれの個体の生成消滅のプロセスが，生物の多様性（生態系）をもたらしているということになる。分子生物学者のアンドレアス・ワグナーは，次のように語る。「どんな集団，社会でも，生物はいつも死んでいる。生物それぞれの死が他の生物の利益となる。他の生物を食べる捕食者だろうと，樹冠を広げられるようになる隣の樹木だろうと，枯れ木や死体を栄養とする細菌，菌類，ウジ，ハゲタカだろうと，同じことだ。自己の破壊を通じて，他者が栄える。死から導かれるもっと重要な帰結もある。〔……〕死がなければ多細胞生物も生じなかっただろう。何億という種がもつれ合う網の目が，生活様式が重なり，互いに依存して生まれることはないだろう[4]」。

　では，人間に固有の死とは何だろうか。人間は感性的であるとともに理性的な動物であるともいわれる。思考が人間に固有かどうかは議論の余地があるが，少なくとも，人間は死を意識し，死について考えることができる。フランスの哲学者ブレーズ・パスカル（1623-1662）は，人間が自己の有限性（死ぬこと）を自覚し考えることができる点に，無限な宇宙よりも崇高な「尊厳」を見出した。

　死についての多くの著作がある中島義道の文章を取り上げてみよう。「パスカルを持ち出すまでもなく，すべての人は死刑囚であるという喩えはどこまでも確実だと思います。〔……〕私が死んだ（処刑された）あと，いずれはすべての人が死んで（処刑されて）しまい，地上には一人の人間も残らなくなるのです。とすれば，いま人類の知的遺産や物的遺産を保持することに何の意味があるのか？　たとえ『緑の地球』を後世の人々に残したとしても，

---

4) アンドレアス・ワグナー『パラドクスだらけの生命——DNA 分子から人間社会まで』松浦俊輔訳，青土社，2010 年。

彼らもじきに死んでしまい，人類もやがて全滅するのです」。中島の見解は，悲観的なものであるが，一考に値する論点も含まれている。この議論は哲学的な問いである独我論（世界は〈この私〉にとってのみ存在する）とかかわっている。人間という存在は，家族や友人，職場の仲間，地域社会の人びとなどさまざまな人との関係のなかで生きている。独我論によると，こうした関係は，すべて〈この私〉の世界であり，したがって，〈この私〉の死は，こうした〈関係そのものの死（喪失）〉を意味する。つまり，私にとっての〈家族〉や私にとっての〈仲間〉は私にとってかけがえのない存在であり，彼らは，〈私の消滅〉と同時に〈消滅〉するということになる。もちろん，〈この私〉が消滅しても，「世界」はそのまま残りつづけると考えることもできる。しかしこの確信すらも，〈私の消滅〉と同時に消失する。

　とはいえ他者の視点を組み入れることで，このことは，積極的に考えることもできる。〈世界〉のありようがこれまでとは違ったかたちで自覚されるからである。たとえば，親密な他者（家族や仲間など）の視点からすると，〈この私〉が死ぬことは，〈家族の誰かを失うこと〉以上に，この私が捉えていた他者（家族など）そのものの死なのである。他者にとってこの私の喪失はその意味で決定的な喪失である。立場を変えてみると親密な他者の死は，他者が捉えていたこの私自身の死なのである。〈この私〉の死の自覚はこうした他者（自然や世界も含めて）との〈固有の関係性〉をあらためて浮き立たせるものでもある。

　20世紀を代表するドイツの哲学者マルティン・ハイデガー（1889-1976）は，人間を「死へとかかわる存在」と捉え，死の自覚を〈この私〉のかけがえのなさ（固有性）と結びつけたが，臨床哲学を提唱する鷲田清一はこれについて次のように述べている。「ハイデガーは，死を意識し始めて自分の固有性が際立つといいます。でも，私は本当はそうではないのではないかと思います。間違いとはいいませんが，少なくとも言葉が足りないと思う。それよりも，私たちの心には，死を意識した時に初めて他者にとっての自分の存在が大きく浮びあがってくるといったほうが，ずっといいのではないのでしょうか。死を考えたときに，私たちは自分が自分一人だけでは済まないというこ

とに，ようやく気がつくのだと[5]」。

　次節では，死生学とは何かを考えるうえで重要な人物を取り上げ，その意義を述べてみよう。

3. 死と向き合い，死を受けとめる
──代表的な死生学者による考察

死の準備教育──アルフォンス・デーケン

　ドイツのオルデンベルクに生まれ，イエズス会の司祭でもあったデーケン（1932-2020）は，1959年に来日し，上智大学で「死の哲学」「人間学」「生と死の教育」などを教え，日本の死生学教育に多大な影響を与えた。帰国後もドイツを拠点としながら，来日し，講演などをおこない，死生学の普及に努めた。

　彼は，死がタブーとされた現代社会において，一人ひとりがいかに死と向き合うことができるのかを問うた。死の恐怖の克服という課題に対しては，古代ギリシアやローマ（エピクロス派やストア派）の賢人たちが，さまざまな回答を与えたが，デーケンは「死の準備教育」が有効であるとし，死の恐怖は，死を深く考えることにより緩和されるとした。しかもこの教育は，人間の生そのものを豊かにするものでもあるという。デーケンにとって，死に向き合う経験は，人間の成長の歩み（自己知の深まり）であり，新たなアイデンティティの創出を意味した。もちろんこうした発想には，古代ギリシア哲学（肉体は滅びるが魂そのものは永遠に残るという「不死の魂」の考え方）やキリスト教の死生観（死後に魂だけでなく肉体も復活するという考え方）の影響が色濃くあるが，タブー視され，否定的に語られがちな「死にゆく経験」に，積極的な意味を見出していこうとしたことは，高く評価されるべきだろう。

　死の準備教育の一例として，デーケンは，大学生に向けて次のような演習

---

5) 鷲田清一『教養としての「死」を考える』洋泉社，2004年。

をおこなっている。

　第一の演習では「もしあと半年の命しかなかったら，残された時間を
どのように過ごすか」というテーマで，授業時間中に小論文を書かせま
す。自分ががんなどの不治の病に冒されて，医師からあと半年の命だと
告げられた場合を想定し，しばらく落ち着いてよく考えてから書くよう
にと説明します。若い学生たちにいきなり書かせると，その場の思いつ
きを並べるだけのことがあるので，必ずゆっくり考えてから書くように
させるわけです。また，用紙を渡す時に名前は書かないようにとも伝え
ます。これは試験ではなく，生と死について，より深く考えるための演
習だからです。

　第二の演習は別れの手紙です。この演習では，自分が不治の病で間も
なく死ななければならないという状況になったという想定のもとに，残
される人に別れの手紙を書いてもらうというものです。あて先は両親，
きょうだい，友人など，だれでもかまいません。この演習の目的も，自
分に親しい人に，最後のあいさつとして何を語るべきかをじっくり考え
させることにあります。ただ，この場合に注意しておくのは，自殺を前
にしての遺書ではないということです。がんなどの病気で，という前提
をはっきりさせておく必要があります[6]。

さて，死の告知を受けた当事者の悲嘆は，計り知れないものであろう。そ
の悲嘆から，人は，自分をどのように取り戻していくのだろうか。そのプロ
セスを，デーケンは，12の段階で示している。
　①精神的打撃と麻痺状態，②否認，③パニック，④怒りと不意に当惑，⑤
敵意とルサンチマン（うらみ），⑥罪意識，⑦空想形成，幻想，⑧孤独感と抑
うつ，⑨精神的混乱とアパシー（無関心），⑩あきらめ──受容，⑪新しい希
望──ユーモアと笑いの再発見，⑫立ち直りの段階──新しいアイデンティ

6）アルフォンス・デーケン『死とどう向き合うか』NHK 出版，1996 年。

ティの誕生。

　最初に，衝撃を受け，否認し，うつ状態となり，やがて，あきらめを経て
死を受容していく一連のプロセスは，のちにみるキューブラー=ロスの死の
受容の５段階と重なる部分も多い。ただし，最後が新たな自己発見の段階と
されている点は，先にみたようにキリスト者としての宗教観が反映してい
る。また，新たなアイデンティティの形成の前に「ユーモアと笑い」が位置
づけられていることにも注目したい。デーケンは次のように語る。「ユーモ
アは最も美しい愛の表現である。〔……〕ユーモアの原点は相手に対する思い
やりでもあり，ユーモアは愛情の深さを測る尺度にもなると思う。フロイト
も，ユーモアを人間の成熟の指標とみなしている[7]」。しかも，ユーモアと笑
いは，医師や看護師の心労の予防薬と治療手段として有効であり，ターミナ
ルケアにも大きな役割を果たすと述べている。

死の受容の５段階──エリザベス・キューブラー=ロス

　スイスのチューリヒに生まれたキューブラー=ロス（1926-2004）は，1958
年にアメリカへ渡り，65年からシカゴ大学で精神科医として働いた。キュー
ブラー=ロスも，デーケン同様，科学の進歩と死の非人間化のなかで，死が
恐怖の対象となったという認識をもっていた。現代の人間にとって，死とは
破壊であり，それゆえ死に対する恐怖感は高まる一方，死に直面する能力は
低下（宗教の無力化など）し，死に対する不安感も高まっているのだという。

　キューブラー=ロスは，当時赴任した病院で，「死とその過程に関するセミ
ナー」を開催しようとするが，そのときの周囲の対応は冷たいもので，病院
のスタッフたちには，病院に末期患者がいることを否定した者もいたとい
う。そして，このセミナーにかかわるのを一番嫌ったのが医師であり，看護
師は，拒否する者も受け入れる者もいた。しかし，患者たちはキューブラー
=ロスたちの訪問を喜んで受け入れてくれたのだという。

　医療従事者は，死にゆく者たちと共にいるという経験から，多くのことを

7）アルフォンス・デーケン編『死を考える（叢書 死への準備教育）』メヂカルフレンド社，1986 年。

表1　死の受容の５段階

否認	「まさか自分が死ぬわけない」と死をかたくなに拒絶する。医療者の余命告知などの説明も信じようとせず，「治療すれば治るはずだ」と信じたがる。
怒り	死への不安や恐怖，また「なぜ自分はこんな運命なのか」と嘆く結果，イライラが募ったり，やり場のない怒りを医療者や家族にぶつけたりする。日本人は比較的，怒りの感情は強くないと思われる。
取引	神仏にすがったり，代替医療や健康食品に過度にのめり込んだりする。一般に宗教心がそれほどあつくない日本人の場合，後者に走るケースが多い。
抑うつ	あれこれとあがいた結果，どうにもならないとわかり，うつ状態に陥る。現実を受けとめ始める時期でもあり，受容につながる第一歩ともいえる。
受容	消極的受容と積極的受容の２通りがある。多くはあきらめに近い消極的受容になるが，人生の終わりを肯定的に受け入れ，限られた時間を苦なく過ごす人もいる。

学ぶことができ，またそれを言語化できるというのがキューブラー＝ロスの基本的な考えである。実際，キューブラー＝ロスは，数多くの瀕死者にインタヴューをおこない，死に至るプロセスにある共通した段階を見出した。それが有名な「死の受容の５段階」である。ここでは，医師である大津秀一が自らの見解を加えて作成したもの[8]（表１）をあげておこう。

医学会への異議申し立て──柳田邦男

　1980年代，日本においても死にゆく他者から学ぶという視点から，医学界に異議申し立てをおこなっていたのが，ジャーナリストの柳田邦男である。がんの闘病生活を経て死に至った西川医師への取材をまとめた『「死の医学」への序章』で柳田はこう述べている。「医学は，人間の生の質，いわゆる『クオリティ・オブ・ライフ』（quality of life）を高めるためにこそ意味があるはずなのに，人生の決定的に重要な瞬間において，単に量的な延命のみに専念しかねない傾向が強まっているという自己矛盾は，今真剣に考えなければならないテーマ」だと思うようになり，「現代の医学全体を根源から考え直す[9]」ことを始めた。　柳田は，キューブラー＝ロスと同様に，死を意識し，

---

8) 週刊朝日 MOOK『だから死ぬのは怖くない』朝日新聞出版，2011 年。
9) 柳田邦男『「死の医学」への序章』新潮社，1986 年。

キューブラー=ロス

　2006年4月にNHKで，エリザベス・キューブラー=ロスを特集したドキュメンタリー「最後のレッスン～キューブラー=ロスかく死せり」が放映された。これを見て衝撃を受けた人も多かったのではないだろうか。筆者もそのひとりである。キューブラー=ロスは，言わずと知れた死に関するエキスパートである。その本人が，自らの死を受け入れられないのだ。ドキュメンタリーでは，前半，瀕死の患者が蔑ろにされていた当時の医学会に対して大きな風穴を開けた精神科医としての輝かしい活動が描かれた。ところが半ばから雲行きが怪しくなってくる。「幽霊」を目撃した，「臨死体験」をしたと語るようになり，しだいに死後の生や輪廻転生の研究に没頭し，夫とも離婚した。自らが不自由な体になり，死に瀕するようになったキューブラー=ロスは，自分の死を受け入れられず，「神を呪い」，聖女の豹変ともいわれたのである。映像でも「精神分析は時間と金の無駄であった」，「もう旅立ちはできた？」「まだよ」とキューブラー=ロスは語っている。

　キューブラー=ロスは，代表作『死ぬ瞬間』でこう記している。「人生の最終段階とそれにともなう不安・恐怖・希望についてもっと多くのことを学ぶため，私たちは患者に教師になってほしいと頼んだ。私はただ，悩みや期待や不満を語ってくれた患者たちのことを語るだけだ。私の願いは，この本を読んだ人が，『望みのない』病人から尻込みすることなく，彼らに近づき，彼らが人生の最後の時間を過ごす手伝いができるようになる，ことである」。死に瀕したキューブラー=ロスは，私たちに，何を学ばせようとしたのであろうか。

〈参考文献〉
E.キューブラー=ロス『死ぬ瞬間1　死とその過程について』鈴木晶訳, 中公文庫, 2001年。

死にゆく人びとの体験から学ぶことの重要性を唱えている。そして、「死を不可避的なものとして意識するということは、それが一年先のことであれ三年先のことであれ、いまというこの瞬間の生を濃密に意識せざるを得ない状況を作り出す」とし、それは光への感動、目に映る世界への感動であり、痛みは、生を意識させるものなのだと述べている。

また柳田は、末期患者が、自らの経験を文字で「書くこと」ことにはさまざまな意味があるとも述べている。自らの内面を確認する意味（それは自己の内面との対話である）、死の受容への道程として自分史の旅に出ることという意味、さらに書くということを通して苦悩の克服（病を得てはじめて知った、痛みや無念の気持ちを吐き出すことによる苦悩の癒し）という意味、最後に、自分のことを書くことで、医療関係者に対するアドバイスとして医学界への寄与という意味も指摘している。

死の人称化──芹沢俊介

死を人称として捉えることは、次節以降の、ターミナルケアや、遺族ケア、死の文化を考えていく際にも重要な視点であるため、ここで、死の人称関係についても触れておきたい。

家族問題や社会問題などについて多くの著作をもつジャーナリストの芹沢俊介は、「死とはつねに『私』にとってのだれかの死である[10)]」と述べ、誰かにとっての死という人称関係を軸に、人間の死の経験を考察している。まず、一人称の死とは、死の経験不可能性であり、誰も自分の死を経験できないということである。経験できるのは、死に至るプロセスのみである。これに対して、二人称の死とは、「私とあなたの関係」において起こる具体的な死のことである。ここには二重の喪失体験（かけがえのない「あなた」の喪失と、「私とあなたの関係」の絶対的な喪失）があり、遺された者は喪失体験を再構成することによって、自分を取り戻そうとする。三人称の死とは、対象化された死（自分とは直接関係がない死）のことである。そこには三つの経験の型があ

---

10) 芹沢俊介『経験としての死（死の講義 1）』雲母書房、2003 年。

り，①死にゆく「私」の対象化（たとえば，医者である私が自分の死についての分析をおこなうこと），②情報化された死，知識化された死（たとえば，ニュースなどの媒体で知った事件や事故による死），③死体という死（これは三人称に独自の死のあり方）があげられている。

　死の人称化という視点は，生命の倫理を考察していくうえでも重要な視点である。三人称の死は，量的，客観的に判定される死であり，法的，医学的にその基準づくりが求められる。これに対して，二人称の死とは，質的，主観的な死であり，客観的に捉えることはできない。両者の乖離が，生命倫理の難しさの一因になっている。

4．死にゆくものへのケア
──ターミナルケア，ホスピス

　1950年には，死亡者の80％以上が自宅で亡くなり，病院で亡くなるのは20％に満たなかった。しかし2000年以降は事態が逆転し，80％以上が病院で亡くなる年もある。

　病院は，20世紀に入ると，病気の治療や回復を受け持つ施設（治療と延命を施す医療機関）という性格を強めていく。治療と延命を断念せざるをえない不治の病の患者は，医療関係者たちから失敗例（もしくは否定的事例）とみなされることもあった。核家族化が進み自宅で看取ることが少なくなっていき，また，延命技術が進歩するなかにあって病院は，死にゆく人びとの気持ちに十分対応することができずにいた。とくに1980年代以降は，延命のためにたくさんの医療機器に管でつながれた，いわゆる「スパゲッティ症候群」がメディアに取り上げられ，「自分はあのような死に方はしたくない」と，公然といわれるようになった[11]。こうした状況において，患者がよりよく生きられる場としての病院のあり方が模索されたのである。それが，ターミナ

---

11) たとえば，山崎章郎『病院で死ぬということ』文春文庫，1996年を参照。

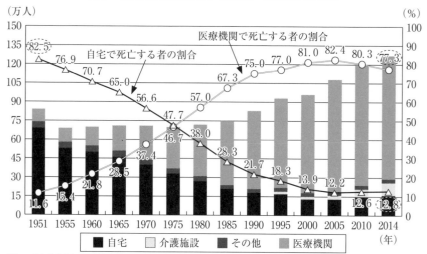

図1　死亡場所別にみた，死亡数・構成割合の推移

（万人）　　　　　　　　　　　　　　　　　　　　　　　　　　　　　　　　　　（%）

注）1.「介護施設」は，「介護老人保健施設」と「老人ホーム」を合計したもの。
　　2.「医療機関」は，「病院」と「診療所」を合計したもの。
　　3. 1990年までは老人ホームでの死亡は，自宅又はその他に含まれる。
資料）厚生労働省政策統括官付人口動態・保健社会統計室「人口動態統計」より厚生労働省政策統括官付政策評価官室作成。
出所）厚生労働省ホームページ。

ルケアでありホスピスである。

　ターミナルケアとは末期がんのような，治療できない病気の患者のために
おこなうケア中心の医療であり，1950年代末に欧米において現れた終末期医
療の総称である。終末期医療においては，キュア（疾患の治療）ではなく，
ケア（患者の精神的，身体的な介護）が重視され，人間らしく死を迎えるため
の苦痛の緩和やQOL（生命の質）がその目的となる。人間にとって重要なのは，
ただ生きていることではなく，どのように生きているかであり，そこにSOL
（生命の神聖性）があると考えるのである。ケアや社会政策について多くの著
作をもつ社会学者の広井良典が，「死というものの意味」を自分なりに納得
のいくかたちで位置づけていくことがターミナルケアの本質であると述べ[12]
ているように，自分なりの死生観をもつことも求められるだろう。

　デーケンは，ターミナルケアについて次のように述べている。「多くの場

12）広井良典『ケア学──越境するケアへ（シリーズケアをひらく）』医学書院，2000年。

合，患者が心に重くのしかかる苦悩や悲哀，孤独への恐怖，迫りつつある死や死後の世界などについて話したいと思っても，死を恐れ，タブー視する人々がその機会を与えようとしない。だがターミナル・ケアの出発点は死にゆく患者のニーズである。もちろんすべての疑問に答えを出す必要はない。ただ黙って耳を傾けるだけでも，あるいはそっと手を握るだけでもよい」。キューブラー=ロスの『続　死ぬ瞬間』に収められている終末期の「看護学生の手記」には，死にゆく者に看護師が，職務として接してくることよりも，ただ話を聞いてくれること，手で触れてくれることがどれほどありがたいものかが切実に記されている。

　ホスピスとは，余命の短い患者に対して，治療も含めて，チームを組んで精神的・肉体的苦痛を和らげることを目的とした緩和ケアのひとつである。1970年代にホスピスを開いた淀川キリスト教病院の精神科医であった柏木哲夫は，日本におけるパイオニア的存在で，ホスピスの場を，病院だけでなく自宅にも広げ，支援においても他職種が連携したチームであたるべきだとした。

　そして自らの経験から，HOSPICE（ホスピス）の七文字を使って，そのはたらきをうまく説明している。まず，「H」は「ホスピタリティー（Hospitarity）」という英語の頭文字で，「親切なもてなし」を意味し，患者やその家族を親切にもてなすことだという。「O」は「オーガナイズド・ケア（Organised Care）」で，「組織的な」「チームアプローチ」が大切で，医師や看護師だけではなくて，ソーシャルワーカーや，宗教家，理学療法士らの，専門家のチームワークがあって効果的なはたらきができるという。「S」は「シンプトム・コントロール（Symptom Control）」で，「症状のコントロール」を意味し，痛み，吐き気，呼吸の苦しさなどで悩まされる末期患者の症状をコントロールすることであり，ホスピスのはたらきのなかでもっとも重要なものだという。「P」は「サイコロジカル・サポート（Psychological Support）」で，「精神的な支え」を意味し，不安とか憂うつなどの精神的な問題における支えである。「I」は「インディヴィジュアライズド・ケア（Individualized Care）」で，「個別性の尊重」を意味し，その人らしさの尊重である。「C」は「コミュニ

ケーション（Communication）」で，「意思の疎通」を意味し，あらゆるコミュニケーションを含む。最後の「E」は「エデュケーション（Education）」，つまり「教育」であり，ホスピスの考え方や末期医療を医学教育，看護教育にしっかりと位置づけるべきだという[13]。

　ところで，演出家の竹内敏晴は，「癒やし」とは癒えることであると述べ，医療の本質とは，治療ではなく，癒やしであるという考え方を示した[14]。医療関係者が主体的で，患者や利用者が受動的であるのではない。両者が共にケアを受ける受動的存在であることの気づきが，ケアの根本にある。こうした相互性にもとづき，病む人の苦しみや願い，生きていく過程とかかわりあうことがケアである。いずれ私たちは老いを経験し，やがて死んでいく。死を前にしたときの根源的な〈受動性（傷つきやすさ）〉への気づき，その地点ではじめて私たちは，受動的存在として互いに主体的にかかわりあうことができる。弱いものとして互いに主体的でありうる関係にこそ，私たちは価値を見出していくべきであろう。このことによって，これまでの価値観の問い直し，すなわち障害者の障害，高齢者の老い，病人の病気を負の価値としてではなく，むしろ肯定的に，新しい〈社会的な関係〉を構想する際の基本理念とすべきであろう。

　死にゆく人へのケアは，亡くなった時点で終わるのではない。ケアは，亡くなった後も続くと，医師の徳永進は言う。「亡くなった遺体をきれいに整えることも『ケア』に入ります。『エンゼルケア』と言って，薄くお化粧をします。それ以前にクレンジングクリームで汚れを落とし，保湿剤を塗ります。黄疸がある人にはそれをどう和らげるか，げっそり痩せた頬やこめかみにどう対応するか，もう死体なのですが，ケアは死では終わりません。遺体へのケアの他に，患者さんの死後，家族にお話を聞きに行くグリーフケアもあります。ケアの終わりはキュアの終わりよりもずっとずっと先にあります」[15]。

13）柏木哲夫『死を看取る医学——ホスピスの現場から』NHK 出版，1997 年。
14）竹内敏晴『癒える力』晶文社，1999 年。
15）徳永進・高草木光一編『「いのち」の現場でとまどう——臨床医学概論講義』岩波書店，2019 年。

遺されたものたちへのグリーフケアについては，節をあらためて考察したい。

5. グリーフケア
——故人との絆（強い結びつき）とは

　死を具体的に，実感をともない経験するのは，先にも述べたように，二人称の死においてである。遺族は死別後どのような経験をしていくのか，死別を受けとめられない遺族の支援はどのようなあり方がよいのか，近年多くの研究・調査が死別研究としておこなわれている。[16)]

　死別後の悲嘆やグリーフケアを研究している坂口幸弘によると，「遺族は，大切な人を失うという事態に対して主体的に向き合い，自分なりに対処しようと試みることができる能動的な存在なのである。その意味で，私は基本的な視点として，遺族は一時的には弱者であったとしても，潜在的には自らの力で立ち上がり，人生を歩みはじめる力を有していると考えている」[17)]。グリーフケアとは，遺族が大切な人の死と向き合い，自ら対処していく力を支援していくことであるといえる。

　しかしながら，死の悲しみと向き合い適応していくグリーフワークがうまく機能しえないこともある。たとえば，亡くなった理由がわからない場合（事件や事故，自殺のような）である。遺族は何よりその真相を知りたいと願うが，それがかなわないことがある。文化人類学者・松岡秀明は，次のように述べている。「医療事故死遺族の場合，彼らがもっとも知りたいのは，その死がどのようにして起こったのか，その原因は何だったのかという真実であり，その事故が不幸な偶然の重なりによる，避けられないものであったのか，医

---

16)『現代社会における悲嘆と死別　理論と実践をつなげること』(R.A.Neimeyer, D.L.Harris, H.
　R.Winokuer and G.F.Thornton (eds.), *Grief and Bereavement in Contemporary Society Bridging Research and Practice*,Routlege, 2011) などがある。
17) 坂口幸弘『死別の悲しみに向き合う——グリーフケアとは何か』講談社現代新書，2012 年。

療者の過失による『医療過誤』であったのかということである。〔……〕彼らがその人の死という事実を受け容れ，死別によるグリーフワークを少しでも前に進めるためには，まずその死の過程や原因に関する真実が明らかにされる必要があるにもかかわらず，多くの場合，それが阻まれてしまうことによって，彼らの時間はいつまで経ってもそこで止まってしまい，その心はその場で凍結したままになってしまうのである」[18]。

　あるいは，他者による無自覚な言動がグリーフワークを阻害することもある。上智大学グリーフケア研究所名誉所長である高木慶子は「ケアをする際の好ましくない態度」として以下の7点をあげている。「1　忠告やお説教など，教育者ぶった態度，指示をしたり，評価したりするような態度　2　死という現実から目を背けさせるような態度　3　死を因果応報論として押しつける態度（過去の事実と現実の死とを短絡的に結びつけ，悪行の報いやたたりなどと解釈すること）　4　悲しみを比べること（子どもの死は配偶者との死別より悲しいなどとする見方）5　叱咤激励すること　6　悲しむことは恥であるとの考え　7　『時が癒してくれる』などと，安易に励ますこと（もっぱら楽観視すること[19]）」である。

　グリーフケアにおいて何よりも必要なことは，遺族が悲嘆を悲嘆として受けとめ適応していくことができる支援である。そして，同時に，遺族が喪失をどのように受けとめているのかを考察することも，グリーフケアのあり方を考えていくうえで重要である。

　生命倫理学の研究者である安藤泰至と医師の打出喜義は，1980年ごろに死別研究に大きな変化があったという。「1940年代のエーリッヒ・リンデマンによる急性悲嘆反応の研究を皮切りに，悲嘆，とりわけ愛する人との『死別悲嘆』が医療の介入を必要とする事柄として認識されるようになっていくが，基本的な考え方はフロイトのそれを踏襲していたと言える。すなわち，悲しみの感情の表出が抑圧されたりすることによってグリーフワークが十分

18）松岡秀明「グリーフ・ケアの可能性——医療は遺族のグリーフワークをサポートできるのか。」安藤泰至・高橋都編『終末期医療（シリーズ生命倫理学4)』丸善出版，2012年。
19）高木慶子『悲しんでいい——大震災とグリーフケア』NHK出版新書，2011年。

になされない場合，遺された人たちは個人への愛着を断ち切ることができず，新しい人生に踏み出すことができない。それゆえ，十分に感情の表出ができるように彼らを支援し，正常な悲嘆反応を進めるのがグリーフケアだという考え方である。しかし，1980年代以降，グリーフワークが終了すること（その悲しみを切ること）によって故人への愛着や過去へのとらわれから解放され，人生が前に進められるという考え方には批判が相次ぎ，今日ではむしろ，ロバート・ニーマイヤーの『意味の再構築説』のように，故人との絆を新しい形で継続していくことや，故人を失った世界の意味を能動的に再構成することがグリーフワークの中心であり，それを支援するのがグリーフケアであるという考え方主流になりつつある[20]」。

　すなわち，支援のあり方が，故人への愛着を断ち，新しい環境をつくっていくという視点から，故人との関係を維持し，故人との新しい絆，つながり（bonds）を築いていく視点へと大きく変化して，故人は現存しないが，故人との絆は存在すると考えるようになったのである。もちろんケアにあたっては，死別からの時間経過や故人との関係性などを考慮し，遺族の状況に合わせることが当然の前提となる。

　筆者が以前インタヴューした母子感染でB型肝炎を発症した娘を亡くした女性は，娘を亡くした後，ずっと娘の写真を持ちつづけていて，何かあると，娘に相談するという。いつも天から娘に自分を見守ってもらっていると語っていた。また，夫を肝がんで亡くした妻は，亡くなってしばらくしてから，夫の友人や知り合いと出会い，自分の知らないさまざまな夫の話を聞くうち，夫との新しい関係を築くことができるようになったと語っていた。遺族が仏壇に向かって話しかけることもしばしば見られるが，これなども，故人との関係を維持するものであろう。遺族が故人との強い結び付きを断ち切るのではなく，逆にそのつながりを維持することが，喪失体験の新たな意味づ

20）安藤泰至・打出喜義「グリーフケアの可能性——医療は遺族のグリーフワークをサポートできるのか」安藤泰至・高橋都責任編集『終末期医療（シリーズ生命倫理学 4）』丸善出版，2012年。

けを可能にする[21]。

　死別研究の調査をおこなっているナイジェル・P. フィールドは，「絆（bonds）を維持する」する際に，その質を考慮に入れるべきだという。たとえば，故人のモノ（遺品など）への固執は，亡くなった人をふたたび取り戻そうとする愛着システムを起動させ，遺族に故人の死を受け入れにくくさせる場合もあるという[22]。フィールドによると，遺族ケアとは，あくまで遺族と故人の〈内在的（精神的）な絆〉を維持するための支援だとする。ただし，たとえば日本では，モノ（遺品やお墓，写真など）が，故人との絆（つながり）を維持するうえで重要な役割を果たしているように，この場合，文化の違いも考慮に入れる必要があるだろう。

　遺族の内面における故人との絆（bonds）を重視した死別研究は，精神分析や心理学の視点から多くのアプローチがされており，それらによると，遺族と故人の絆が安定しない場合には，専門家によるケアが必要になるという。

　しかし，故人は実在しないため，ケアがなされたとしても，故人との絆がうまく維持されない場合も考えられる。また，遺族による故人との新たな関係の意味づけについても，遺族の主観による一方的な意味づけにとどまる場合もある。したがって，安定した絆の維持には，遺族の内面だけでなく，共同で故人と向き合える場（故人について語り合う場，故人の存在を確認できる場など）を構築することが重要である。

　アメリカの宗教心理学者デニス・クラースによると，「遺された親の自助グループに関する研究で明らかになったことは，彼らの悲嘆を解決するその過程が，亡くなった子どもたちとの強い相互行為を含んでいたことである[23]」。そうした行為をもとに親たちが書く詩には，存在しない子どもとの生き生きとした経験やそこから学び得たことが書かれている。遺族は，亡き子どもと

21）岡多枝子・片山義博・三並めぐる編著『B 型肝炎被害とは何か——感染拡大の真相と被害者救済』明石書店，2019 年。

22）ナイジェル・P. フィールド「絆を手放すべきか，維持するべきか」M. シュトレーベ，R.O. ハンソン，H. シュト，W. シュトレーベ編『死別体験——研究と介入の最前線』森茂起・森年恵訳，誠信書房，2014 年。

23）D.Klass, P.R.Silverman and S.L.Nickman (eds.), *Continuing Bonds : New Understandings of Grief*, Routledge, 1996.

共に成長することもできるのである。もちろん，そうでない場合もある。亡き子どもと親は，決して交わることのない時間を生きてもいるからである。[24] 遺族は，故人にそれでもかかわろうとする。遺された人たちが故人と向き合うことができる場の創出は，グリーフケアにとって重要な役割を果たすのである。

6. 悲嘆の経験は共有可能か

このように悲嘆の共有化は，遺族ケアにとって重要な役割を果たしている。しかし，悲嘆の共有化が遺族間あるいは遺族とその周囲の人びとのあいだでうまくいかないという指摘もある。公認されない悲嘆の場合である。グリーフケアを研究している森俊樹によると，「悲嘆者自身が排除される場合，遺された者の状況によっては公認されない悲嘆となる。たとえば，社会的に悲嘆する能力のないと認識されてしまうことのある人々（重度の知的障害者，発達障害者，精神疾患患者）は，悲嘆していると認められにくい」という。あるいは「故人が亡くなった状況が社会的に共感されにくい」場合や，「自死，エイズに関する喪失，アルコール依存症による死」などがその例にあたる。「いずれも遺された者は他者から蔑視されることなどがあり，孤立することになる[25]」。このような公認されない悲嘆が存在することは，差別を容認する社会的価値観の問題であり，こうした価値観を転換することが，同時に求められる。

これに関して，先ほど触れたB型肝炎の例をあげておこう。戦後，政府は国家施策として国民健康増進を進めた。そのひとつに感染症の予防接種があり，当時は針の打ちまわしが横行していた。その結果，多くの感染者（キャリア）が生まれ，その後裁判にもなった（最終的に患者側の勝訴）。B型肝炎

---

24)「二つの時間が刻む10年」『朝日新聞GLOBE』（特集 心のレジリエンス）2021年，No.237。

25) 森俊樹「グリーフケア研究の動向」高木慶子編著『グリーフケア入門——悲嘆のさなかにある人を支える』勁草書房，2012年。

（HBV）の遺族調査[26]では，こうして生じた感染者や遺族の一定数が，社会的に——国家からも，地域からも——排除され，その実態が隠蔽されていることが明らかになっている。B型肝炎に対する偏見や間違った知識をもつ人びとによる差別的なまなざしや言動が，患者やその家族を苦境に追い込んでいく。そしてその患者の死後，遺族は故人の存在を社会的に隠すことになる（たとえば死因を隠すなど）。しかも，遺族自身が罪責感をもつ場合もある。たとえば，知らないうちに母親が自分の子どもに感染させ，結果として子どもが死に至るような場合である。遺族本人にはまったく責任はないものの，遺族は何重もの苦しみを抱える。こうして，遺族の社会からの孤立はより深刻なものになる。

　悲嘆の共有化が困難なケースは，故人についての記憶を共有する場が築けたときでも起こりうる。澤井によると，「セルフヘルプ・グループでも，特定のキーパーソンの見方が支配的なものとなったり，あるいは雰囲気といった漠然としたかたちではあっても，特定の悲しみ方が肯定的にみられるようになったり，ということが起こってくる。セルフヘルプ・グループも，往々にしてそれ自身の文化，規範を生み出すし，それに共感する者もいれば，逆にそれに違和感をもつ者もいる。そこに同化する者もいれば，排除される者もいる」。このような場合，自助グループそのものが，悲嘆の共有化を阻害し，新たな排除を生み出す。

　支援者などによって，こうした点の配慮がなされたうえで，遺された人びとが故人を語る場に参加することは，同じ遺族としての共同性の自覚を促すことにつながる。さらに遺族が，共同で故人のために何かをつくる場をもつことで，遺族間の対立を乗り越えていく可能性も生まれる。支援者は，遺族ケアにおける「語り」や「創作」の有効性に着目し，遺族の「集い」などの場をつくっていくことが必要であろう。

　これ以外にも，亡くなった人たちの記録を残す，あるいは歴史のなかで考えていく，教育現場などで伝えていくことなども，遺族ケアにとって欠かせ

26）岡多枝子代表「平成 26 年度日本医療研究開発機構研究費（新興・再興感染症に対する革新的医薬品等開発推進研究事業）集団予防接種等による HBV 感染拡大の真相究明と被害救済に関する調査研究」。

ないものであろう。

　B型肝炎の遺族たちには，毎年ゲスト講師として私の大学の講座に来てもらっているが，話をすることによって故人との関係が整理でき，新たな発見があるという。またこうした話を聞くことによって，学生たちも，たとえば亡き祖父母との関係をあらためて考えるようである。

　遺族のあいだで共有された経験は，すべての人間の**傷つきやすさ**（vulnerability）にかかわるものとして社会的に共有されていくことが必要だといえる。

　ところで，悲嘆の共有化については，当然のことながら，悲嘆の仕方に文化的差異がある。澤井が述べるように，「21世紀のもっとも大きな課題の一つは，世界の諸文化における悲嘆の性質をよりよく理解することにある。そのためには，自文化中心主義から自由になることが求められる」。先述したように，故人との向き合い方は，文化によって大きく左右される。たとえば，火葬は，キリスト教においては，復活を妨げるものとして避ける傾向があった一方，無を肯定的に捉える仏教では，火葬が一般的であった。故人とのかかわり方（人間だけでなく，動物も含めて）は，個々の文化と密接に結びついている。

7. 歴史のなかにおける死の捉え方の変容

　人びとの死の捉え方は，地域的・文化的差異だけでなく，時代によっても大きく異なっている。フランスの歴史家であるフィリップ・アリエス（1914-1984）は，家族，子ども，死などの概念も歴史的産物であるとし，そのあり方が時代によって大きく変化してきたことを明らかにした。たとえば，『子どもの誕生』では，近代においてはじめて大人と区別された子どもという概念が生まれたことを指摘した。そして，死の捉え方にも歴史があると説いた。

　古代から現代に至るまで，人びとは死に対してどう向き合いどう対処して

表2　ヨーロッパにおける死生観の変遷

	個人の死をどのように意識するのか	死に対して人はどのように対処するのか	死後の世界をどのようにイメージするのか	死はどのような意味で悪なのか
「飼いならされた死」の段階 ヨーロッパにおける古代・中世から現代まで	個人の死は共同体を弱体化させるので，共同体の試練として意識される。	死は公的なものであるので，死の儀礼化（ショー化）として対処する。	死後の生は，待機（期待）であり，栄光のなかでの蘇生する場（聖人の近くに埋葬）。	死は，悪しきとき，不幸，病気，不運，悪魔などの言葉と同じ語源をもつ。
「自己の死」の段階 中世中期から18世紀	伝記や遺言書などを通した個人的な自己の感覚の勝利として意識される。	苦しむ肉体から解放される不死の魂として自己の意思を示すことで対処する。	上と同じ。ただし死ぬための祈祷（アヴェ・マリア）が必要。死者の顔を隠す。	上と同じ。
「遠くて近い死」の段階 16世紀合理主義の展開とともに成立	暴力的で陰険で，人を恐怖させるものとして意識される。	死に対する防御が崩れる。相反する感情，愛と死，欲望と恐怖などが生まれる。	上と同じ。	上と同じ。
「汝の死」の段階 〜19世紀のロマン主義	親密な汝（愛する者）の死として意識される。身体的別離を嘆く。	美しいものとして意識される。愛する者の死は重大な別離であると同時に悲哀。	愛するものとの再開の場。美しき死へのあこがれ。	死が悪であることが否定される。親しい人が地獄に行くはずはない。
「転倒された死」の段階 〜現代	成功か失敗として意識される。死は医学的なものの対象となる。	病院や科学実験室においてコントロールする。	考えることをしない。	肉体的な苦痛としての悪であり，医学が苦痛を軽減する。

出所）アリエス『死を前にした人間』をもとに筆者が作成。

きたのか。『死を前にした人間[27)]』で，アリエスは，死に対する態度を，大きく五つに整理した。

　「飼い慣らされた死」は，古代ギリシア・ローマの時代から12世紀の初頭にヨーロッパで一般的にみられたもので，死はごくありふれたものだった。死は共同体の出来事であり，個人の死は共同体によって，たとえば，死を儀礼化（ショー化）することで，乗り越えられるものと捉えられていた。次の

27）フィリップ・アリエス『死を前にした人間』成瀬駒男訳，みすず書房，1990年。

「自己の死」は，中世のエリート層（文字が読める・書ける人たちなど）のもので，彼らは自らの死を前に，自分の生涯を振り返り，最後の審判に思いを馳せるのである。この時代に墓碑銘と遺言が残されるようになり，儀礼において顔が覆い隠されるようになり，死体の隠蔽が起こる。「遠くて近い死」は，16世紀合理主義の展開とともに成立したもので，死に対する相異なる態度が生じるという。死は人間から疎遠なものとなる一方，死に対する新たな関心が生まれてくる。つまり，死は，恐怖の対象となる一方，愛や欲望と結びつく。死は非合理化され，遺体の隠蔽化がさらに進むのである。「汝の死」は，19世紀のロマン派の時代である。私生活（情愛性）が重視され，核家族化が進むなかで，死者は愛するものとなり，死者との身体的別離を嘆く。死は美しいものであり，死後の世界は，再会の場とみなされる。最後の「転倒された死」は，「死のタブー化」が進んだ現代の死のあり方である。もはや死に親しむことはなく，また死を受け入れることもしないとされる。人は，いかに死ぬべきか考えず，孤独のなかで，医学的な処置の対象となるだけである。また，死の隠蔽は一般化し，たんに物理的な隠蔽だけでなく心理的にも隠蔽が起こることがある（たとえば，家族の気遣いという愛から出た嘘によって死について触れない）。多くの人が病院で死を迎え，愛する人との別れの時間を共有することも難しくなり，遺族の悲嘆も公衆の目から隠蔽される。こうして死にゆくプロセスは簡略化され，死にゆく者は，孤独のうちに悲嘆のプロセスを乗り越えなければならないこととなる。アリエスが分析の対象としたのは，キリスト教が支配的なヨーロッパであり，この分析をそのまま日本にあてはめることはできないが，死が共同体のものであった「飼い慣らされた死」の段階や西欧の文化を取り入れるようになった近代以降の「遠くて近い死」や「汝の死」「転倒された死」の段階などは，日本文化に慣れ親しんできた人びとにとっても理解しやすいものであろう。

8. 医療化社会における死

　アリエスが描く「転倒された死」の背景には，医療に関する技術の発展が大きくかかわっている。医療技術の急速な発達は，死を私たちから遠ざける。たとえば，寿命革命である。

　アメリカの発明家・思想家であるレイ・カーツワイルはこう述べる。「歴史上，人間が寿命という限界を超えて生き続ける唯一の手だては，その価値観や信仰や知識を将来の世代に伝えることだった。今，われわれは存在の基盤となるパターンのストックが保存できるようになるという意味で，パラダイム・シフトを迎えつつある。人間の寿命は確実に延びており，やがてその伸長はさらに加速するだろう。現在，生命と病の根底にある情報プロセスのリバースエンジニアリングが始まったとろころだ。分子製造研究所の研究員であるロバート・ブレイタスは，老化や病気のうち，医学的に予防可能な症状の50%を予防できれば，平均寿命は150年を超えるだろうと予測する[28]」。

　かつての「自然死」とみなされる死がさらに困難となり，人の死（死にゆくプロセス）は，医療体制のなかに完全に組み込まれ隠蔽されていく。逆に，医療体制に組み込まれない者については，排除が進む。いずれにせよ，人は医療体制とのかかわりのなかで死んでいく。こうした死の医療化は，とくに1945年以降，急速に進んだといえる。

　しかし，その背景には，病気の概念の大きな変更もあった。フランスの哲学者ミシェル・フーコー（1926-1984）は，病気の見方が18世紀から19世紀にかけて大きく変わったと指摘する。そしてそこには，病理解剖学の成立がかかわっている。死体の解剖が病気の真相を明らかにするようになったことで，死の視点から病気や人間の生を捉えるという発想が生まれたのだというフーコーは解剖学者のマリー・F. X. ビシャを引用しつつ次のように述べる。「『20年もの間，朝から晩まで患者の病床で，心臓病や肺病や胃病についてメ

28）レイ・カーツワイル『ポスト・ヒューマン誕生——コンピュータが人類の知性を超えるとき』井上健監訳，NHK出版，2007年。

モを取ったとしても，それらの症状は何ものにも結び付けられないから，支離滅裂な現象の連続を示すに過ぎず，諸君にとって，すべては混乱でしかないだろう。いくつかの屍体を開け。そうすれば，単なる観察では退散し得なかった暗闇が，たちまちのうちに，霧散するのが見られるのであろう』（ビシャ）。生ける闇は，死の明るみにおいて消え去ってしまうのである[29]」。

　オーストリア生まれの哲学者・思想家であるイヴァン・イリイチ（1926-2002）も，フーコーと同様に，この時期，医師の関心が大きく変わったことを次のように指摘する。「医師の関心が病者から病気にうつるにつれて，病院は病気の博物館になった。〔……〕医師は，すべての種類の患者が混在する病院を訪問し，同じ病気のいくつかの『症例』を取り出すように自らを訓練した。〔……〕いまや『ベッドサイド』が病床の場，すなわち未来の医師が病気を診たり，認識したりする訓練の場になったのであった[30]」。つまり，人間の身体が断片化され，それぞれの症状にそれぞれの名前がつけられ，データ化される。人間は生まれてから死ぬまで医療技術の管理下におかれ，データを取りつづけられる。人間や社会そのものが，医療的にデータ化されるのである。イリイチは，死の脱医療化だけでなく社会全体の脱医療化が必要であると説いた。

9. 死の文化のために

　死とは人間にとって最大の謎のひとつである。なぜなら，死を経験したうえで，その経験を理論化した者は，一人としていないのだから。この未知なるものである死は，人を惹きつけ，魅了してきた。死をテーマにした，優れた芸術作品は数知れない（『平家物語』『銀河鉄道の夜』『レクイエム』など）。冒頭にあげたゲーテは，彼の『色彩論』のなかで，色彩は，光と影から生まれるとしている。光を曇った媒介（レンズやプリズム）を通すと，光があたった

---

29) ミシェル・フーコー『臨床医学の誕生』神谷恵美子訳，みすず書房，1969 年。
30) イヴァン・イリッチ『脱病院化社会——医療の限界』金子嗣郎訳，晶文社，1979 年。

境界線の淵に，色彩が生じる。これを，生と死に置き換えれば，生の光は，死や死の影を媒介にして，さまざまな陰影（色彩）を生み出すことになる。死や，小さな死ともいわれる別離は，文学や芸術にドラマ性を与え，それらの重要なモチーフになっている。

　また，多くの宗教や民間信仰は，死後の世界を生き生きとイメージ豊かに描き出した（たとえば，キリスト教の天国，仏教の極楽浄土，あの世，来世など）。もちろん，死後の生への期待や忌避があるにしても，死後の生が現世の人びとの生きる意味や価値を大きく規定している。

　さらに，死は人間の精神や文化と深く結びつき，共同体にとっても重要な意味をもっていた。そのことを，埋葬の意味を通して考えてみたい。ドイツの哲学者ゲオルク・W. F. ヘーゲル（1770-1831）は，死と共同体の結びつきを示すものとして，埋葬を取り上げた。『精神現象学』（1807年）のギリシア共同体を扱った個所で，ソフォクレスの悲劇『アンティゴネ』を例にとりながら，敵国戦士として戦い死んだ二人の兄を埋葬する家族共同体の掟を，敵国の戦士（＝兄）の埋葬を禁ずる国家の掟に優先させた妹のアンティゴネの行為を称賛しながら，その意味を考察した。それは，死者を自然のプロセスのなかで消失させてしまわずに，共同体のなかで再生させる行為（埋葬）なのである。フランスの哲学者エマニュエル・レヴィナス（1906-1995）は，このヘーゲルの埋葬の意味を次のように捉えている。「死者との，死の普遍性との関係の決定的な特徴は埋葬のうちに存しています。死のうちには，倫理に必要な概念に対応する何かが存在しています。家族は，かつて意識であった存在が死と共に物質に屈服すること，形成された自己意識であるような存在の主人として物質が君臨することを承服しえないのです[31]」。死はたんなる消滅（物質化）ではなく，共同性の根幹にかかわるものとして捉え返されたのである。しかし，現在の日本においては，こうした喪の儀式には共同体が育む文化的な意味合いを見出しにくくなっている。前述したように，共同体の崩壊と個人化（死の私化）の進展が拍車をかけているからである。

---

31) E. レヴィナス『神・死・時間（新装版）』合田正人訳，法政大学出版局，2010年。

だからこそ，「死の文化」を創造することが必要だと説く徳永進は，今の時代を次のように特徴づける。「何もかもが画一化の時代である。人々は，まるでコンピュータの一部分として生きることが求められている。〔……〕人間は今，生に対しても死に対しても手ごたえを失っている。生も死もわからない。奇妙なことだ。不気味なことだ[32]」。そして死を前にして生の意味を問いつづけた，当時，慈恵会医科大学の教授で末期がんであった岩井寛の口述筆記をした編集工学の提唱者・松岡正剛は，こう述べる。「この二年間，来る人の言葉ではなく，逝く人の言葉がこんなにも脳裏をどすんどすんと踏みならしていたことはなかった。とりわけ『生きるということは，意味の実現に賭けることです』という言葉は何重もの響となって乱反射をつづけていた。われわれが死者の声を封じてしまう文化を好んでつくってきたのだとしたら，われわれは生きている文化をつくる力を失いつつあるのかもしれない[33]」。

　死と向き合いつづけるなかで見えてくる生きる意味，この意味を引き受け，問うていくことによって，私たちは，死を内包した豊かで固有な文化を構築していくことができるだろう。

　死は個人の私的なことで尽きるものではない。たとえば，戦争での死であり，大災害での死である。その死は個人を超えて，共同体の出来事となる。

　東日本大震災で多くの人が亡くなったが，宗教学者の磯前順一は，こう指摘する。「多くの人間が一度に亡くなり，いまもその余波で亡くなる人の絶えない今回の被災地において，地蔵や観音像が慰霊のために建立されたのも，にわかに思い立たれた話ではない。お地蔵さんや観音さま，イタコとカミサマ，花嫁・花婿人形とムカサリ絵馬といった東北の民間信仰の世界に目を向けるならば，東北地方には死者に対する強い畏敬の念が存在し，死者たちと交流しようとする宗教伝統が続いてきたことが分かる。イタコが既成の寺院に出入りしたり，花嫁人形やムカサリ絵馬といった習俗が行われるようになったのは明治時代，さかのぼっても江戸末期からと考えられる。古代に

32）徳永進『死の文化を豊かに』ちくま文庫，2010 年。
33）岩井寛・口述／松岡正剛構成『生と死の境界線――「最後の自由」を生きる』講談社，1988 年。

盛んであった宗教が衰退して，近代に残った痕跡なのではない。むしろ，近代の文脈の中で独自の意味をもって花開いたものなのだ。今回の震災の場合も，多くの人が一度に亡くなる事態を契機に，幽霊譚や傾聴活動というかたちで，あらためて死者への思いが呼び起こされたのである[34]」。

　近代においても，死が共同性と結びついている重要な事例のひとつである。悲嘆は，ひとりで抱え込むものではなく，文化的な装置のもとで，共有され，やわらげられ，そして精神的に純化されていくものである。ただし，こうした装置は，「公の死」と「私の死」が乖離した現代において，悲嘆が共有化されていくプロセスとは別の次元で，たとえば，政治的意図のもとになされる靖国参拝や国葬などのようなものとは区別されなければならないだろう。

●考えてみよう

• 本文で触れられた「死のタブー化」について，タブーとされている理由を考えてみよう。また，あなたは，自身の死や死生観について家族や友人と語り合うことができるだろうか？　できるとしたら何を話すか，考えてみよう。

• 事故や事件で突然，あなたの身近な人が亡くなったとき，遺された親族にどんな言葉をかけることができるだろう？　たとえば友人が亡くなりその母親に対してなど，具体的な場面を想像して考えてみよう。

（片山善博）

34）磯前順一『死者のざわめき——被災地信仰論』河出書房新社，2015年。

執筆者

三崎和志（みさき　かずし）　1963年生
東京慈恵会医科大学医学科教授
主な著作：「反ユダヤ主義の〈原史〉——『西洋哲学の軌跡——デカルトからネグリまで』」（共編著）晃洋書房，2012年，「死者との承認」『季報唯物論研究』150号，2020年，『啓蒙の弁証法』の成立過程から」『唯物論』96号，2022年

小椋宗一郎（おぐら　そういちろう）　1973年生
東海学院大学人間関係学部教授
主な著作：『生命をめぐる葛藤——ドイツ生命倫理における妊娠中絶，生殖医療と出生前診断』生活書院，2020年，公的意見表明として「NIPTの実施体制に関する意見書」および「『PGT-Mに関する倫理審議会』最終報告書に関する意見」2021年（https://researchmap.jp/souogura/published_works）

林　千章（はやし　ちあき）　1953年生
女性学研究者，ライター（フェミニズム批評）
主な著作「出生前診断という問題——女性運動と障害者運動の対立を解きほぐすために」『女性学』17号，2010年，「出生をめぐる障害者運動の主張を考える——女性運動の視点から」『女性学』18号，2011年，「〈偶然生まれる権利〉から考える」日比野由利・柳原良江編『テクノロジーとヘルスケア——女性身体へのポリティクス』生活書院，2011年

南　孝典（みなみ　たかのり）　1975年生
國學院大学北海道短期大学部准教授
主な著作：「事物からではなく世界から思考すること——フィンクのカント論に関する一考察」『唯物論研究年誌』23号，2018年，「オイゲン・フィンクの遊戯論における問題圏——『人間の世界関係』と『世界の象徴としての遊戯』について」『唯物論』95号，2021年

府川純一郎（ふかわ　じゅんいちろう）　1983年生
岐阜大学地域科学部助教
主な著作：「アドルノ『自然史の理念』における『意味』と『含意』——隠れた通奏低音からの読み直しの試み」『唯物論』91号，2017年，『アドルノ美学解読——崇高概念から現代音楽・アートまで』（共著）花伝社，2019年，「生まれてくる者への承認——生殖医療時代の承認論的考察」『唯物論』94号，2020年

片山善博（かたやま　よしひろ）1963年生
日本福祉大学社会福祉学部教授
主な著作：『差異と承認——共生理念の構築を目指して』創風社，2007年，『西洋思想の16人』（共著）梓出版社，2008年，『新時代への源氏学9　架橋する〈文学〉理論』（共著）竹林舎，2016年

装幀　森デザイン室

シリーズ　大学生の学びをつくる
生命の倫理学

2023年3月17日　第1刷発行　　　　　　定価はカバーに
　　　　　　　　　　　　　　　　　　　表示してあります

　　　　　　　　　　　三崎和志・小椋宗一郎
　　　著　者　　林　千章　・　南　孝典
　　　　　　　　　　　府川純一郎・片山善博
　　　発行者　　　　　中　川　　進

〒113-0033　東京都文京区本郷2-27-16

発行所　株式会社　大 月 書 店　　印刷　三晃印刷
　　　　　　　　　　　　　　　　　製本　中永製本
　　電話（代表）03-3813-4651　FAX 03-3813-4656　振替 00130-7-16387
　　http://www.otsukishoten.co.jp/

ISBN978-4-272-43107-6　C0010　Printed in Japan

死の自己決定権のゆくえ
尊厳死・「無益な治療」論・臓器移植
児玉真美 著
四六判二三二頁
本体一八〇〇円

生きたかった
相模原障害者殺傷事件が問いかけるもの
藤井克徳・池上洋通
石川満・井上英夫 編
A5判一六〇頁
本体一四〇〇円

水俣病と医学の責任
隠されてきたメチル水銀中毒症の真実
高岡滋 著
四六判二九二頁
本体二七〇〇円

ハタチまでに知っておきたい
性のこと 第2版
橋本紀子・田代美江子
関口久志 編
A5判二〇八頁
本体二〇〇〇円

━━━ 大月書店刊 ━━━
価格税別